Woman-Life

她生活·孕育

灵智
她生活
Woman Life

准备怀孕
180天

A Complete Book
Of 180-day
Pregnant Preparations

邵玉芬 许鼓 曹伟等 主编

重庆出版集团 重庆出版社

图书在版编目（CIP）数据

准备怀孕180天／许鼓主编；曹伟编． —重庆：重庆出版社，
2013.2.1（2015.4重印）
ISBN 978-7-229-05997-2

Ⅰ．①准… Ⅱ．①许… ②曹… Ⅲ．①妊娠期－妇幼保健－基本知
识 Ⅳ．① R715.3

中国版本图书馆CIP数据核字（2012）第 292501 号

准备怀孕180天
ZHUN BEI HUAI YUN 180 TIAN

邵玉芬 许鼓 曹伟等 主编

出 版 人：罗小卫
统筹策划：深圳灵智伟业
责任编辑：刘 喆
责任校对：杨 媚
特约编辑：朱凌琳 邓利华 陈映翰
封面设计：闵智玺
装帧设计：深圳灵智伟业
平面摄影：黄伟雄

 重庆出版集团 重庆出版社 出版

重庆市南岸区南滨路162号1幢 邮政编码：400061 http://www.cqph.com
深圳市灵智伟业文化传播有限公司制版
深圳市希望印务有限公司印刷
重庆出版集团图书发行有限公司发行
E-MAIL：fxchu@cqph.com 邮购电话：023-61520646
 重庆出版社天猫旗舰店
cqcbs.tmall.com
全国新华书店经销

开本：635mm×965mm 1/12 印张：18 字数：150千
2013年2月第1版 2015年4月第2次印刷
ISBN 978-7-229-05997-2
定价：39.80元

如有印装质量问题，请向本集团图书发行有限公司调换：023-61520678

灵智她生活·孕育书系项目主创成员

主要创作成员（多达300人，只介绍主创人员）

邵玉芬：上海医科大学营养医学研究中心主任，复旦大学公共卫生学院教授，国务院特殊津贴获得者，国内外孕期营养学泰斗

郭志平：上海复旦大学附属儿科医院儿保科主任医师、教授

许　敲：育婴专家、超级奶爸，2003年创立洋洋母婴服务机构及育婴蜜语网，构建新颖有效的孕婴服务体系，发起并组织27个孕婴服务项目，参与专业人员超过200人

王慎明（台湾）：出生于台北，现定居深圳。获得中国劳动部人力资源母婴师教师资格证书，目前获此证书的在全中国仅2人。

朱凌琳：资深图书策划人、出版人，《灵智她生活·孕育书系》总编辑

潘明明：复旦医科大学红房子医院妇产科学教授，著名妇产科专家、优生优育专家

林　凤：复旦医科大学儿科医院儿科教授，著名儿科专家和儿童保健专家

黄璧坤：上海市长宁区妇产科医院心理学教授，神经科心理学专家

金国壮：世界冠军级体操教练，北京体育大学硕士，上海市教委婴儿教育讲师，日本青森、德国卡斯鲁尔早教中心、加拿大维多利亚大学交流学者，被誉为"婴儿早期训练中国第一人"。

吕志伟：国际和平妇幼保健院儿科副教授，儿童保健和早教优生专家

孙薇君：复旦医科大学副教授，妇儿保健早教优生专家

田敏珍：复旦医科大学副教授，妇儿保健早教优生专家

陈其美：复旦医科大学副教授，妇儿保健早教优生专家

张巧珠：复旦医科大学副教授，妇儿保健早教优生专家

唐君明：上海市杨浦区妇幼保健院儿科副教授，儿童保健早教优生专家

陈文珠：上海市卢湾区妇幼保健院儿科副教授，妇产科专家，擅长孕妇和更年期保健

曹　伟：深圳市妇幼保健院产科主任医师

于　伟：深圳市南山妇幼保健院副主任医师，儿科、新生儿科、儿保科医生，擅长新生儿、婴幼儿疾病护理和食疗

贾会云：妇产科医师，曾任职深圳市南山医院，现任职深圳和美妇儿医院

胡逸春：上海市建工局职工医院主治医生，妇产科专家，擅长孕妇和更年期保健

周竹珍：上海市宛平医院主治医生，擅长妇幼保健儿童保健，早教智商测定

张丽宏：上海市瑞金二路医院主治医生，长期从事妇幼保健儿童保健，早教和智商测定

徐正仪：国际和平妇幼保健院健康教育主治医生，高级专业讲师，全国首创母婴健康中心

陈银妹：上海市杨浦区中心医院主管护师，具丰富的妇幼保健经验，擅长孕产妇保健和护理

施榴霞：国际和平妇幼保健院副主任护师，妇幼保健专家，擅长孕产妇保健和护理

兰　津：育婴蜜语网技术总监，资深育婴师，洋洋母婴5S孕婴服务项目开发团队成员

兰　丹：育婴蜜语网市场总监，资深育婴师，洋洋母婴5S孕婴服务项目开发团队成员

董　放：华东师范大学高级讲师，上海音乐学院硕士，胎教音乐教育专家

叶小涛：清华大学研究院EMBA总裁班导师、复旦大学管理学院卓越经理人项目主训、交通大学管理学院培训中心特聘教授。孕婴艺术鉴赏教育专家

唐　突：展览建筑师，室内设计师，曾就读于中国美术学院，后留学法国巴黎，获法国艺术造型硕士。曾工作于法国蓬皮杜艺术中心。现专注于中法两国的艺术建筑项目设计。孕婴艺术鉴赏教育专家

Margo RENISIO（法国）：法国注册建筑师，博物馆学家，著名艺术策展人，布展展示专家。曾为法国巴黎卢浮宫东方文物部改建主设计师，先后参与众多中法两国重大艺术展览的策划及设计。现工作在上海和巴黎，为IDEAA3事务所的合伙人和艺术总监。孕婴艺术鉴赏教育专家

彭　川：洋洋母婴·育婴蜜语网总经理，孕妇及婴幼儿用品采购专家

特别顾问成员

秦新华：中国优生优育协会会长

宋岚芹：中国妇幼保健协会副秘书长

邹春雷：中国关心下一代工作委员会教育发展中心婴幼工作部讲师

李家仁：香港前任儿科医学会会长

在最恰当的时机遇见你未来的宝宝

在我的办公室里，坐着一对忧心忡忡的夫妻。妻子 37 岁，丈夫 39 岁。小夫妻俩家境殷实，目前经营一家业务稳定的工厂。年轻时，夫妻因为创业而错过了最佳的生育年龄，如今，一切都准备好了，孩子却迟迟不来……这些年来，我已经记不清到底接待过多少对类似的夫妻。他们都有一个共性：女性在 25 岁到 29 岁之间这个最佳的生育阶段时，不是攻读学业就是忙于事业，把婚姻生育放在一边不予考虑，等到学业、事业成功，有房有车，能给未来的孩子创造好的养育条件时，自己已进入 35 岁左右的中年状态，这时急着要孩子，孩子却因为各种原因不能"如约"前来与他们会合。

女性到了 35 岁之后，卵巢功能开始衰退，卵子质量下降，各种妇科病接踵而来，一些炎症乘虚而入，久治不愈，常常导致女性难以怀上孩子，又要花更多的时间精力金钱去治疗，岂不是多此一举？

席慕容的一句诗"如何让我遇见你，在我最美丽的时候"，让万千渴望爱情的男女"心有戚戚焉"。其实，生孩子又何尝不是如此？只有在最恰当的时机孕育，才能及时抓住幸福。否则，错过了机会，就有可能永远不能拥有属于自己的孩子。这将是人生多么大的遗憾和不可承受的悲痛？

还有一些夫妻，意外怀孕了，却因为前段时间在不知情的情况下吃了一些孕妇禁食的药而焦急万分；另有一些夫妻，家里养着宠物却未给宠物做相关的检查，妻子却意外怀孕了……不少人因为未做任何孕前准备，不得不忍住悲痛中止妊娠。

孕前准备是优生优育的关键，却往往最容易被忽略。殊不知，与意外惊喜相比，期待中的宝贝则是父母爱的结晶、情的延续、灵的升华。恰当的孕前准备能让孩子决胜在起跑线上，孕前点点滴滴的付出和努力能无限扩大到孩子的未来上。所以，在这里，我想大声地呼吁：为了你的孩子能如约前来报到，为了让你的孩子赢在起跑线上，请重视孕前准备吧！

为了让广大夫妻重视备孕，也为了普及备孕知识，我在繁忙的工作间隙，笔耕不辍，参与撰写了这本《备孕 180 天全指导》。在书中，我们将受孕与优生、遗传与优生、怀孕与优生、怀孕的信号等备孕期间需要掌握的知识，用最浅显通俗的语言一一阐述，力求让备孕的夫妻能够看得懂、看得下去；许多备孕夫妻知道孕前检查这回事，却不知道孕前检查包括哪些项目、需要花费多少钱、何时检查最恰当等，而在本书中我们都予以详细的指导；除此之外，孕前哪些疾病需要治疗？孕前怎样积累营养？孕前在生活方面注意哪些事项？孕前如何运动才能将身体调适到最佳状态……关于备孕夫妻想要知道的、需要进行相关准备的，我们都在本书中做了详细的讲述和解答。

在近一年的时间里，在大多数人沉浸在聊天、喝茶、游戏、旅游等美好惬意的休闲时光时，我们却不断地整理在工作中积累的案例，查阅相关的医疗书籍，来编写这本《准备怀孕180天》。虽然很辛苦，虽然失去了大把原本用来娱乐的时光，但大家心里认为这是非常值得、非常有意义的。如果通过阅读本书，能让更多的备孕夫妻及时地拥有自己健康的孩子，能让意外的"惊喜"变成"预谋"的幸福，能让人为的不孕不育悲剧少些再少些，那么，我觉得，这就是大家编写这本书最大的功德。

最后，祝愿天下所有的父母都能在最恰当的时光遇见未来的宝宝、拥有健康可爱的宝宝！

上海医科大学营养医学研究中心主任
复旦大学公共卫生学院教授
国务院特殊津贴获得者
国内外孕期营养学泰斗

2012年8月14日

Part 01 准备怀上最棒一胎：优生优孕知识早知道
Grasping the Knowledge for the Best Pregnancy

Part 04 孕前营养积累：让备孕夫妻"孕"力十足
Nutrition Accumulation Before Pregnancy

Part 06 孕前运动健身：给胎儿一个健康的"家"
Doing Healthy Exercises Before Pregnancy

PART 01

准备怀上最棒一胎：
优生优孕知识早知道

Grasping the Knowledge for
the Best Pregnancy

所有父母都希望自己的孩子能聪明健康。

对于准备生育的夫妻而言，

优生是一项伟大而神秘的工程，

他们对此充满着疑问，如：孕育一个优质宝宝的起点，

是从受精卵形成的那一刻起吗？

据说排卵期同房更有利于受孕，

那么如何预测自己的排卵期，提高受孕率呢？

"儿子像妈妈，女儿像爸爸"，这种说法正确吗？

宝宝的外貌及身体特征

和父母的外貌及身体特征有什么联系呢？

宝宝的智力可以遗传吗？……

针对以上这些疑问，我们将在本章中一一作出解答。

一、神奇历程：受孕与优生

受孕是一个奇妙而复杂的生理过程。精子与卵子的相遇和结合虽然只是一瞬间，但为了这一瞬间的相遇，"成功问鼎"的精子可是要经历"千山万水"的跋涉，PK 掉千千万万个精子，才能和自己"朝思暮想"的卵子结合在一起哦！

1. 身体必备"硬件"，助你顺利受孕

新生命的到来，从来都不是一件简单的事，顺利受孕，需要备孕夫妻的身体具备一定的"硬件"。在这些"硬件"中，只要有一个不正常，"公主"卵子就无法和她的"白马王子"精子相遇。那么，备孕夫妻需要具备的基本"硬件"有哪些呢？

❤ 女性需要具备的身体"硬件"

卵巢——尽职尽责的卵子管家 育龄女性的卵巢有两个，分别位于子宫两侧，其形状为扁椭圆形，如枣大小。这对小小的器官所肩负的重大使命之一就是——掌管女性一生所有的卵子的产生和释放。性成熟期每月发育一批卵泡，其中一般只有一个优秀的卵泡可以完全成熟并排出卵子。每个月经周期，女性的卵巢都会尽职尽责地释放出一颗卵子。如果备孕女性的卵巢功能不全，就会使受孕的概率大大降低。

输卵管——卵子和精子相遇的独木桥 女性卵巢所释放的卵子将会被输卵管伞端捡拾起来，之后借助外力在输卵管腔内移动到特定位置，也就是约会地点。并在这里等待与精子的相会。这就要求备孕女性的输卵管必须畅通无阻，这样才可以让"公主"卵子和她的"白马王子"精子顺利相遇，结合并将它们"爱的结晶"——受精卵成功输送到子宫腔内最舒适的地方着床，生长。

子宫——孕育胎儿的"家" 子宫是备孕女性孕育胎儿的场所，良好的子宫内环境对受精卵的着床和发育十分重要。受精后，受精卵在输卵管内一边分裂发育一边逐步向子宫腔移动，到达子宫腔一定位置后，黏附在子宫内膜上，并逐渐被包埋，这个小生命就开始扎根生长了，子宫就像家一样呵护着它的成长，这时子宫内膜为胚胎早期的发育提供必需的、充足的营养，这样胚胎才能慢慢长大。受精卵利用子宫内膜层丰富的养分作为胚胎早期发育的营养，然后逐渐发育为胎儿。如果备孕女性子宫内部存在炎症或肿瘤的话，便会让历经千辛万苦到达子宫的受精卵遭遇被淘汰的命运。

宫颈——孕育的通道 备孕女性必须要有健康的子宫颈。在性交过程中，精子由子宫颈进入子宫，然后进入输卵管和卵子相遇。只有当备孕女性拥有健康的子宫颈时，其子宫颈黏液才会变得清亮，才能为通过的精子提供营养和通道。相反，如果备孕女性夫妇患有宫颈病变，可能会导致子宫颈黏液变得过于黏稠等，不利于精子的进入，那样的话，夫妇受孕、生子的期望就变成了泡沫。

❤ 男性需要具备的身体"硬件"

睾丸——生产精子的"工厂" 睾丸位于备孕男性的阴囊内，是产生精子的地方。在受孕过程中，备孕男性能否提供正常的精子是影响受孕的第一要素。一般来说，成年男性一次射出的精液量为 3～6 毫升，当中含有上亿个精子。精子里的"体弱病残者"首先会被女性阴道的酸性环境淘汰掉，只有约 20 万个"健壮"的精子会穿过阴道进入子宫，其中速度最快、最强的"优胜者"才能通过输卵管与卵子相遇，发生奇妙的"生命之吻"。

输精管——运送精子的通道 备孕男性的精子通过输精管由附睾输送到前列腺、尿道，从而射出体外。若备孕男性输精管堵塞，则会导致精子难以顺利进入备孕女性阴道内，无法和卵子相遇受精。

副性腺——精浆的制造者 副性腺包括精囊、尿道球腺和精囊，是产生精浆的主要腺体。精浆是运输精子必需的润滑剂，它能够在精子排出体外的一刹那与之接触，有助于精子和卵子结合。若副性腺不能正常产生精浆，精子就无法顺利地通过输精管与卵子相遇、结合。

2. 揭开受孕过程的神秘面纱

第一次分裂
受精卵一分为二，变成两个一模一样的细胞

形成胚胎
受精卵在成为桑葚胚之后继续分裂，成为囊胚

第三次分裂
从4个细胞分裂为8个细胞

受精的卵子

受精

排卵和受精的过程

　　受孕过程是一个十分复杂的生理过程，是备孕夫妻双方的事情。备孕男性生产出可正常活动的精子，备孕女性的卵巢排出正常的卵子，卵子和精子在输卵管内相遇并结合成一个新的细胞，称之为"受精卵"或"孕卵"，这一过程就是受精的过程。

　　当"公主"卵子和"白马王子"精子结合成为受精卵后，靠着输卵管肌肉的蠕动和输卵管黏膜纤毛上皮的纤毛摆动，"爱的结晶"会从相会的地方向定居地——子宫腔慢慢地移动。在受精4～5天后，受精卵便会到达子宫腔内。在此期间，受精卵一边憧憬着达到子宫的幸福，一边像桑树的果实一样分裂——经过多次分裂变化成为囊胚；另一方面，子宫也在为孕育一个新生命而积极地做着准备，受精卵的床——子宫内膜在女性雌激素的作用下变得像海绵一样柔软、丰厚肥沃。

　　再经过3～4天的时间，囊胚便会和子宫内膜相结合。当它完全嵌入子宫内膜而着床，这时，播种的过程就结束了，孕育新生命的过程真正地开始了。

3. 预测排卵期，提高受孕率

- 雌激素 Es
- 促卵泡成熟激素 FSH
- 黄体生成激素 LH

第一天　5　12　14　17　28

理论排卵期图

　　备孕女性在排卵期当天及前 3 天，同房受孕率较高，而在排卵当天，受孕率最高。为了更加顺利地受孕，备孕女性应该在孕前了解自己的排卵期，做好合理的受孕计划。下面，就一起来看看以下几种预测排卵期的方法吧！

💛 排卵检测试纸法

　　排卵检测试纸法是通过一个简单的尿样检查，帮助女性提前 20 ～ 44 小时准确地检测到排卵，以增加怀孕概率。现在很多女性都依靠排卵试纸来帮助提高受孕的概率。排卵检测试纸可以在药店或在医院买到，备孕女性可在家里自行进行检测。

　　方法：取得晨尿，按试纸使用说明将试纸浸入尿液中，若体内黄体生成素含量将达到峰值（也就是排卵期），则试纸的颜色会发生改变，表示备孕女性即将排卵（具体的方法不同的试纸有所不同，详细参考试纸说明使用）。

💛 月经周期推算法

　　按月经周期推算女性排卵期的方法为月经周期推算法，又称为日历法。女性的月经和排卵受脑下垂体和卵巢的内分泌激素的影响而呈现出周期性变化，而排卵发生在月经前 14 天左右。根据排卵和月经之间的关系，备孕女性可以按月经周期推算出排卵期。此法较适合月经周期比较规律的备孕女性。

排卵日与月经周期的关系

排卵期为10天

方法：大多数女性的排卵发生在两次月经中间，即下次月经来潮前 14 天。为了保险起见，我们将排卵期的前 5 天和后 4 天，以及排卵日共 10 天的时间称为排卵期。如下图所示，若备孕女性下次月经来潮日为当月的 28 日，则该月的 14 日为该女性的排卵日，加上排卵期的前 5 天和后 4 天，即 9 ~ 18 日为该女性的排卵期。

❤ 基础体温测定法

基础体温的变化和女性排卵有着极为密切的关系，因此，基础体温测定法是备孕女性掌握自己排卵期的较为科学的方法。此法简单、易行，但需要坚持数月。备孕女性若月经周期不规律，则可以采取基础体温测试法来预测排卵期。

表1-1：正常排卵的曲线表

基础体温（BBT）为女性经 6 ～ 8 小时的睡眠后醒来，在尚未进行任何活动之前所测得的体温。基础体温通常是人体一昼夜中的最低温度。一般来说，育龄女性排卵前期基础体温会有所下降，排卵后的基础体温比排卵前高 0.3 ～ 0.5℃，在月经前 1 ～ 2 天或月经来潮第一天体温降至排卵前的水平。下个月的基础体温再次重复这种变化。

方法：准备一个电子体温计（也可用水银体温计），每晚临睡前将体温计放在枕边易取之处，第二天早上睡醒后，在不说话和未做任何活动的情况下，静躺 5 分钟后，将体温计放于舌下或腋下，5 分钟后取出，将得到的结果记录在下边的基础体温记录单上。

电子体温计　　　　　　　　　　　水银体温计

表1-2：基础体温记录表

℃

38.0	
37.8	
37.6	
37.4	
37.2	
37.0	
36.8	
36.6	
36.4	
36.2	
36.0	
35.8	
35.6	

1 2 3 4 5 6 7 8 9 10 11 12 13 14 15 16 17 18 19 20 21 22 23 24 25 26 27 28 29 30 31 32 33 34 天

推断排卵期：将一个月经周期每天的基础体温连接成线，基础体温从低转高的时间就是排卵时间。

测基础体温需注意：备孕女性应尽量固定在早上5～7点测量基础体温，一般前后相差不超过半小时为佳。测量体温前严禁翻身、起床、大小便、吸烟、进食、谈话等。

❤ 宫颈黏液观察法

宫颈黏液观察法是建立在了解月经周期中宫颈黏液呈周期性变化的基础上的。备孕女性若是学会掌握观察自身宫颈黏液的周期性变化，也可以由此判断出自己是否处于排卵期。备孕女性识别宫颈黏液的最有效方法就是，每天晚上记录下自己所观察到的宫颈黏液的性状，一般来说，观察一个月后，备孕女性就可以基本掌握自身宫颈黏液的周期性变化。

不易受孕型宫颈黏液：月经周期中的早期黏液。月经干

净后会有少量黏液，自己在上洗手间时不易察觉，量少。这时外阴部呈干燥状而无明显湿润感，此时内裤上一般不会沾到黏液，这种情况可持续 3 天左右。

易受孕型宫颈黏液：上述的情况持续 3 天后，也就是月经周期中的第 9 ~ 10 天以后。随着女性卵巢中卵泡发育，雌激素水平升高，备孕女性会感觉到外阴不那么干燥，阴部分泌物也逐渐增多，且分泌物的性状由乳白色黏液逐步转变成透明丝状黏液，上洗手间时经常会有长条状分泌物垂下，似丝线状。同时外阴部有明显湿润感。这时预示着排卵期将至。可以妊娠的期间是，排卵前有黏液的日子到排卵后的 3 天内。

极易受孕型宫颈黏液：随着排卵期的临近，黏液变得越来越清澈、越来越稀薄，黏液量也日益增多，有滑溜感，且拉丝度极好，这是极易受孕型宫颈黏液。此时期就是月经周期中受孕的黄金时间，即"受孕峰日"，在这几天同房，女性更易成功受孕。

❤ 排卵信号观察法

除了通过上述方法来预测排卵日外，备孕女性还可以通过观察以下身体变化来协助判断排卵日是否来临。

排卵期腹痛：一般来说，女性在排卵期不会有不适的感觉，但有一些女性因痛感神经十分敏感，会在排卵时感到下腹部尤其是侧面隐隐作痛，这被称为"排卵痛"。备孕女性出现排卵期腹痛也可能是排卵的信号。

排卵期出血："排卵期出血"是指一些女性会在两次月经中间出现阴道少量出血的情况，这种情况一般会持续半天或几天，有时候还会伴有轻微的腹痛或腰痛。之所以会

有些女性排卵期会出现下腹隐隐作疼的症状。

出现排卵期出血的情况，是因为卵泡破裂，排卵后雌性激素水平下降，难以维护子宫内膜的正常生长而发生子宫内膜突破性出血。如果只是偶尔出现一次排卵期出血的情况，且出血时间不长，量也不多，备孕女性则无须为此而担心。但如果备孕女性经常出现排卵期出血且出血量多，腹痛不适，建议备孕女性尽快去医院就诊。

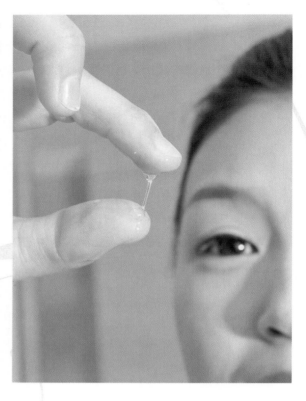

白带拉丝：在排卵前 2 ~ 3 天，备孕女性的阴道会变得越来越湿润，白带明显增多，且像鸡蛋清一样清澈透明，还可以拉出很长的丝，这种情况会持续 3 ~ 5 天的时间。当出现这种现象时，也表示备孕女性正处于受孕黄金期。

二、种瓜得瓜：遗传与优生

后汉《冯勤传》中讲到这样一个故事：冯勤的祖父由于嫌自己个子矮，担心儿子生的孙子会像他，因此在儿子娶妻时，坚持要儿子娶个又高又大的老婆，后来果然遂愿，生下来的冯勤长得高大威武。可见，古人很早就开始运用遗传知识来进行优生工作了。

那么，根据遗传学，父母究竟会将自己的哪些"精华"部分遗传给宝宝呢？又有哪些遗传因素会影响未来宝宝的健康呢？

1.宝宝将来更像谁

"儿子像妈妈，女儿像爸爸"，这种说法虽广为流传，但却是缺乏科学依据的。这是因为宝宝的遗传组成是由基因的综合效应所决定的，从肤色、眼睛、鼻子、嘴等特征到高、矮、胖、瘦等体形特征，宝宝同时要从爸爸和妈妈那里继承相关遗传因子。

肤色：肤色的遗传原则是"相乘后平均"。如果备孕夫妻一方白、一方黑，那么，宝宝大部分会是"中性"肤色，但偶尔也会有更偏向一方的情况发生。如果备孕夫妻皮肤都比较黑，则宝宝有白嫩肌肤的概率较低。

备孕夫妻可以根据遗传学来想象一下将来宝宝的样子哦！

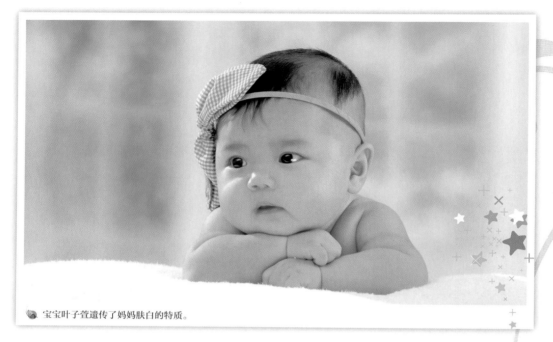

宝宝叶子萱遗传了妈妈肤白的特质。

秃顶、少白头：秃顶属于隐性遗传，是典型的"传男不传女"，且可以出现隔代遗传。如果备孕男性不是秃顶，外祖父也不是秃顶，则宝宝秃顶的概率为 0；如果备孕男性不是秃顶，外祖父是秃顶，则男宝宝秃顶的概率为 25%；如果备孕男性是秃顶，外祖父也是秃顶，则男宝宝秃顶的概率更高。

另外，少白头也和遗传关系密切。如果备孕男性是少白头的话，则宝宝长大后也极有可能是少白头。

睫毛长短：长睫毛是显性遗传，短睫毛是隐性遗传，备孕夫妻只要一方拥有动人的长睫毛，宝宝遗传长睫毛的可能性就很大。

双眼皮：双眼皮是最显性的遗传，单眼皮的备孕男性和双眼皮的备孕女性生出的宝宝很有可能是双眼皮。有的宝宝刚出生时是单眼皮，长大后可能会自然地变成双眼皮。

青春痘：备孕夫妻若有一方患过青春痘，宝宝的患病率比无青春痘家族史者高 20 倍。

下颌：下颌的形状绝对会遗传，爸爸是尖下颌，儿子十有八九会是尖下颌。

身高：常有人说："娘矮矮一个，爹矮矮一窝。"其实这句话并不科学。身高属于多基因遗传，决定宝宝的身高因素 35% 来自妈妈、35% 来自爸爸，其余 30% 则和宝宝后天的营养和运动有关。

米菲宝宝跟妈妈一样，大大的眼睛、双眼皮。

声音：一般来说，女孩的声音像妈妈，男孩的声音像爸爸。但这种由父母遗传的音质也可以通过后天的发音训练使之得以改变。

罗圈儿腿：遗传的罗圈儿腿是可以矫正的，但是腿的长度却难以改变。

肥胖：肥胖具有一定的遗传性，如果父母都很胖，则宝宝日后成为大胖子的概率为53%；若只有一方肥胖，宝宝的肥胖概率则会下降到 40%。不过，肥胖多半可以通过后天的饮食和运动而改变。

2. 智力，先天还是后天

　　每一对夫妻都希望能生出聪明的宝宝，为此，很多备孕夫妻在孕前就对宝宝的智力问题非常关心，希望能提早为提高宝宝的智力做好准备。那么，宝宝的智力高低究竟取决于什么？又有哪些因素会影响宝宝日后的智力水平呢？

💙 智力是可以遗传的

　　智力是可以遗传的。有人曾经对一群智商在 140 分以上的孩子做过跟踪调查，发现这些高智商的孩子长大后也一直比较优秀，他们子女的智商也远远高于一般孩子的水平，平均为 128 分。研究显示，遗传对智力的影响约占 50% ~ 60%，其余则取决于环境、营养、教育等后天因素。据统计，父母智力有缺陷者，所生的宝宝长大后智力低下的概率更高；父母智力平常者，宝宝长大后智力也较为平常；父母智力较高，生出的宝宝长大后智力也比较高。

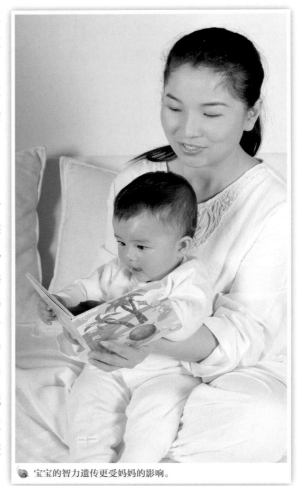
　　宝宝的智力遗传更受妈妈的影响。

💙 智力遗传，父母并非"平分秋色"

　　就遗传而言，父母对孩子的智力影响并非"平分秋色"。据研究发现，父母对孩子智力的影响总的来说是母亲大于父亲，即母亲对孩子的聪明贡献系数更大。国外统计数据显示，母亲智力低下，父亲智力正常，下一代出现智力低下的概率大于 10%；父亲智力低下，母亲智力正常，下一代出现智力低下的概率小于 10%。

💛 影响宝宝智力的其他因素

虽然智力受遗传因素的影响比较大，但这并不是绝对的。宝宝的智力表现还会受到主观努力、社会环境、后天教育以及营养等因素的综合影响。因此，备孕夫妻千万不可过分重视先天的遗传因素而忽略了对宝宝的后天培养。要知道，只有先天和后天相结合的努力，才能让宝宝拥有高智商。

3.夫妻的血型会"打架"

备孕夫妻通常比较重视宝宝的相貌、智力等，却很容易忽视宝宝的血型问题。殊不知，血型也与优生有着非常紧密的联系。

💛 血型不合，宝宝可能会患新生儿溶血症

备孕夫妻之所以要在孕前重视血型问题，是因为临床上经常可以见到新生儿溶血症（HDN）——母、子血型不合而造成的胎儿、新生儿的免疫性溶血症。

新生儿溶血症的根本发病原因是夫妻血型不合。宝宝的遗传物质一半来自父亲，一半来自母亲。女性在怀孕期间，其血液和胎儿的血液有个物质循环交换的过程，通过循环交换来供给胎儿氧气和营养物质。如果夫妻双方血型不合，胎儿就有可能从父亲身上遗传获得母亲所缺少的血型抗原。这种血型抗原进入母亲体中，母亲体内便会迅速产生相关的抗体，该抗体随着血液循环侵入到胎儿的血液中，则可能引起胎儿出现溶血，此时所谓的母婴血型不合就产生了。

统计显示，母婴血型不合的概率为 26.2%，常见的母婴血型不合有 ABO 血型不合及 Rh 血型不合两种。如果备孕男性为 A 型、B 型或 AB 型血，备孕女性为 O 型血，怀孕时就有可能产生母婴 ABO 血型不合；如果备孕男性为 Rh 阳性，女性是 Rh 阴性，就有可能出现 Rh 血型不合的情况。调查显示，新生儿溶血症的发病率为 11.9%，该病症状轻重不一，患儿常于出生后 24 小时内或第二天出现黄疸，并迅速加重。严重的患儿还会出现贫血、胆红素脑病甚至危及生命。

看到因血型不合问题而引发的病症，备孕夫妻是不是开始担心起来了？别着急，我们可以提前防范这个不良的后果，先根据下边这个表格中的内容来对未来宝宝的血型作个预测吧。

表1-3：未来宝宝血型预测表

父亲（母亲）的血型	母亲（父亲）的血型	子女可能有的血型	子女不可能有的血型
A	A	A、O	B、AB
A	B	A、B、AB、O	—
A	AB	A、B、AB	O
B	B	B、O	A、AB
B	AB	A、B、AB	O
AB	AB	A、B、AB	O
O	A	A、O	B、AB
O	B	B、O	A、AB
O	AB	A、B	O、AB
O	O	O	A、B、AB

💙 血型不合怎么办

新生儿溶血症既然是由夫妻血型不合引起的，那么，是不是每个人都要跟自己血型相同的人结婚呢？那倒大可不必，专家表示。夫妻血型不合的现象十分常见，但怀孕后，宝宝出现溶血症的机会并不是很多，只要备孕女性定期进行产检，就能及时发现和治疗新生儿溶血症。大多情况下，此病是可以预防和治疗的，处理之后并不会对宝宝的健康造成影响。

另外，母亲血型为 O 型，宝宝为 A 或 B 型血，虽然新生儿有可能发生溶血症，但这并不是说所有 O 型血的女性所生下的 A、B 型宝宝都会出现异常现象。对此，医生还会进行相关的检测，并根据所检测到的情况制定相应的治疗方案。

4. 男孩还是女孩

许多备孕夫妻都想生一对龙凤胎。

　　"我想生个男宝宝，长大了我可以带他去打篮球、踢足球。""我想要个女宝宝，这样就可以每天把她打扮得漂漂亮亮的。""我想……"相信大多数备孕夫妻都有过对未来宝宝的幻想，有的想要男宝宝，有的则想要女宝宝。那么，生男生女究竟是由哪些因素决定的呢？

❤ X与Y染色体的性别之争

据研究发现，生男生女主要取决于让卵子受精的备孕男性的精子。

人体细胞的染色体有 23 对，其中 22 对是常染色体，剩下的 1 对可以决定宝宝的性别，这对染色体就是性染色体——X 染色体和 Y 染色体。女性的性染色体是 XX，只能形成 1 种卵子——含有 1 条 X 染色体的卵子；男性的性染色体是 XY，可形成 2 种精子——含 X 染色体的精子和含 Y 染色体的精子。如果卵子和含有 X 染色体的精子相结合，受精卵就会发育成女孩；如果卵子和含有 Y 染色体的精子相结合，受精卵就会发育成男孩。

❤ 选择胎儿性别，避免遗传疾病

当今社会男女平等，一般来说，生男生女都是一样的。但是，随着遗传学的发展，人们已发现在众多遗传病中，大约有 250 种仅在男性群体发病，女性没有或很少患病。像这种和性别有很大关系的疾病，人们将其称为"伴性遗传病"。下面就向大家介绍几种伴性遗传疾病。

血友病：血友病患者血液中缺乏一种重要的凝血因子——抗血友病球蛋白，患者在发生创伤出血的情况时，血液不能凝固，最终会因失血过多而死。据调查发现，血友病的患者多是男性，女性则带有致病基因，可将致病基因传给儿女，其所生的男宝宝为血友病患者，女宝宝带有致病基因，同样可将致病基因再传给她的子女。

红绿色盲：据统计资料显示，红绿色盲男性发病率是女性的 14 倍，这种疾病并不会危及生命，但却会对孩子长大后的专业和职业的选择造成极大影响。

假肥大型进行性肌营养不良症：这种疾病几乎全是男性发病。患有此病的男性一般在 4 ~ 7 岁发病，大腿肌肉萎缩，小腿变粗而无力，走起路来就好像鸭子一样，几年以后逐渐瘫痪。大多数患者在 20 岁左右死亡。目前，尚无有效治疗此病的方法。

蚕豆病：蚕豆病是因进食蚕豆而引起的一种急性溶血性贫血，可发生于任何年龄，在 9 岁以下儿童中较为常见。据统计结果显示，蚕豆病患者中 90% 为男性。一般来说，患者在食蚕豆后 1 ~ 2 天发病，轻者只要不再吃蚕豆，一周内就可以自愈；重者则会出现严重贫血、皮肤变黄、肝脾肿大等症状，更为严重者则会死亡。

对于上述疾病，目前尚无特效治疗方法，因此只能做好预防。为了优生，有这类遗传病家族史或是生育过此类患病子女的女性，在孕前应通过控制性别的方法来阻止孕育出患伴性遗传病的胎儿。

💝 生男生女小妙招

那么，患有上述疾病的备孕夫妻要如何控制胎儿的性别，以达到阻断遗传病的目的呢？其实，随着科技的发展，人们通过长期的研究发现，父母虽然不能自己选择生男还是生女，但却可以通过一些方法来提高生男或生女的概率。

排卵期同房：一般来说，带Y染色体的精子活动力强，但耐力差，容易受到外界环境的不良伤害，存活时间较短；而带X染色体的精子活动力较差，但对不良环境的耐力好，存活和保持受精能力的时间较长。因此，越接近排卵期同房，生男孩的可能性就越大；而在排卵期前后两天同房则生女孩的概率较高。

💭 越接近排卵期同房，生男孩的概率就越高；而在排卵期前后两天同房，生女孩的概率则比较高。

关注房事细节：当女性达到性高潮时，会增加阴道的碱性，比较适合带Y染色体精子的存活，也就更容易生男孩。因此，如果备孕夫妻想要生男孩，最好采取深插入的体位，双方互相配合，以便备孕女性能够达到性高潮。

食物酸碱性：据研究发现，X型的精子喜欢酸性环境，Y型的精子则喜欢碱性环境。在我们日常食用的食物中，有些是酸性的，有些则是碱性的。因此，如果想要提高生女孩的概率，备孕女性可在备孕期间多吃一些偏酸性的食物，如水产品、肉类、蛋类、花生、五谷杂粮、核桃等；如果想要提高生男孩的概率，备孕女性可以在备孕期间多吃一些偏碱性的食物，如新鲜蔬菜、水果、香蕉、海带、牛奶、白薯、土豆、栗子等。

💭 摄入食物的酸碱性能在一定程度上影响胎儿的性别。

阴道酸碱度：现在，我们已经知道，X 型的精子喜欢酸性环境，Y 型的精子则喜欢碱性环境。因此，如果想要提高生女孩的概率，备孕女性可以在同房前用醋酸溶液冲洗阴道，其做法如下：

①准备一个干净的阴道冲洗器。

②加入 200 毫升的温水。

③加入一小匙的醋（食用醋不管哪一种类都可以）。

④在同房前 15 分钟，用冲好的醋酸溶液冲洗阴道 1 ～ 2 分钟。

如果想要提高生男孩的概率，则可采用碳酸氢钠冲洗阴道后同房，其方法如下：

①准备一个干净的阴道冲洗器。

②加入 200 毫升的温水。

③加入一小匙购自药房或医院的碳酸氢钠。

④在同房 15 分钟之前，用冲好的碳酸氢钠溶液冲洗阴道 2 ～ 3 分钟。

5. 单胎与多胞胎

双胞胎和多胞胎是指一次怀孕生下两个宝宝或多个宝宝的情况。有很多备孕夫妻对双胞胎和多胞胎十分好奇，想要知道他们究竟是如何形成的；有些备孕夫妻则十分羡慕那些生出双胞胎或多胞胎的夫妻，想知道有没有什么方法可以让自己也怀上双胞胎。

其实，双胞胎与多胞胎并没有大家想象的那么神秘。

双胞胎：分为同卵双胞胎和异卵双胞胎。同卵双胞胎由同一个精子和同一个卵细胞发育而成，外表十分相似，甚至有些还心灵相通。目前认为，同卵双胞胎的发生完全是随机的。异卵双胞胎则是母体排出两个卵细胞和不同的精子相结合而形成的，他们就好像是兄妹或姐弟，只不过是成长在同一时间。

多胞胎：同卵和异卵双胞胎的混合形式，为三胞胎以上的多胞胎。

宝宝陈垚和陈磊为同卵双胞胎，兄弟俩长得非常相像。

如今，大多数多胞胎妊娠是治疗不孕症所导致的结果。

双胞胎和多胞胎有家庭遗传的倾向。据研究显示，如果备孕女性是多胎之一，则她怀上多胞胎的概率为 1/58；如果备孕女性的父母有一方是多胎之一，则她怀上多胞胎的概率会更高。

另外，备孕女性的年龄越大，怀孕次数越多，发生双胞胎的概率也会越高。

6. 快乐可以遗传

有首歌叫做"你快乐所以我快乐"，我们都知道，快乐是一种可以传播的情绪，当你和快乐的人在一起的时候，你的心情也会变得好起来。可是，你是否知道，快乐也是可以遗传的呢？

据研究发现，父母的情感状态不但直接影响怀孕，还会影响宝宝的发育。当父母处于各种不同的情绪之中时，大脑会分泌出许多化学物质，这些物质会影响精子和卵子中特定的基因表达，从而对下一代的发育造成影响。

❤ 备孕夫妻心理状态对未来宝宝的影响

当备孕夫妻着手准备要个宝宝时，还要考虑到心态对宝宝的影响。备孕夫妻的心态情绪不但直接影响怀孕，还会影响孩子以后的性格和心理素质。

良好心态的积极影响： 孕前良好的心理状态更有利于备孕夫妻孕育出优质宝宝。中医强调，两性在交合时精神愉快、心情舒畅，能够排除一切忧思烦恼。《大生要旨》指出："时和气爽之宵，自己情思清宁，精神闲裕。""清心寡欲之人和，则得子定然贤智无病而寿。"明代医学家万全在《万氏女科》中说："地震土陷，山崩水溢，忧怒悲恐……则交而不孕，孕而不育。"这表明受孕时良好的心理状态与优生有着密切的关系，不良情绪会导致心情紧张，日久则冲任不和、气血逆乱、经络闭塞、脏腑功能紊乱、精气耗散，以致不孕。根据现代心理学和人体生物钟理论，当备孕夫妻的精神状态最佳时，其体力、精力、智力、性功能等方面都处于高潮，精子和卵子的质量也最高，这时受精有利于着床受孕，更有利于生出优质宝宝。

不良情绪的消极影响： 如果备孕夫妻情绪抑郁，其生育能力要比正常状况时低一半，而且，女性的不良情绪会对胎儿的心理发展造成一定程度的不良影响。据德国一位心理学家的调查，在青少年精神分裂症患者中，有 41% 的患者其母亲在受孕时有突遭精神刺激的经历，如夫妻同房时突遇巨大的声响或同房后被激怒、虐待甚至殴打等。心理学家认为，这很有可能是突然强烈的心理刺激干扰了精子或卵子的遗传因子，对胎儿的脑神经发育留下了隐患。另外，备孕夫妻在孕前和孕期的坏情绪也会对宝宝的外貌形成起到一定的影响。据报道，一个三岁女童竟然表现出六十岁的早衰症状：头发稀少、满脸皱纹等。调查结果表明，其母亲在怀孕时经常生闷气，从而导致孩子出现了这种情况。

受孕时良好的心理状态与优生有着密切的关系。

❤ 营造和谐的孕前心理环境，摆脱消极情绪

备孕夫妻从计划怀孕开始就一定要做好心理准备，保持积极自信的心态，摆脱消极的情绪，创造和谐的心理环境，以便孕育出健康漂亮的宝宝。为此，备孕夫妻应做到：

①**提高彼此的"宽容度"**。备孕夫妻之间需要和谐的气氛，而备孕夫妻互相宽容，则是营造和谐的孕前心理环境不可或缺的一个因素。为了孕育出优质宝宝，备孕夫妻要提高自身对对方的"容忍度"，当遇到一些平时可能会导致争论或争吵的某些非原则性问题时，可先容忍下来，留待以后寻找适当的时机再来解决此问题，也可使用其他方法使之自然消化。

②**保持心理平衡。**备孕夫妻要善于主动调节彼此的情绪，当一方由于遭遇困境等原因而失去平衡的心理状态时，另一方要善于引导对方摆脱心理困境。

③**保证生活规律。**备孕夫妻要善于安排生活节奏，保证生活规律化，从而消除某些容易导致自身心理失调的因素。

备孕夫妻应摆脱消极情绪，创造和谐的心理环境，以便孕育出健康漂亮的宝宝。

总之，如果备孕夫妻整日开心快乐，就会带来一个同样开心快乐的宝宝；如果备孕夫妻整日愁眉苦脸，就很有可能带来一个愁眉苦脸的宝宝。建议备孕夫妻在孕前和孕期千万不要过分担忧，因为你们的担忧不但起不到任何好作用，反而会将这种坏情绪传递给未来宝宝，影响他们的"心情"。

7. 备孕夫妻孕前应做遗传咨询

当备孕夫妻或其直系亲属患有遗传性疾病，或备孕女性曾出现过习惯性流产、早产等情况时，备孕夫妻应向医学专家进行咨询，以了解疾病是否会对子女产生影响，自己能否怀孕等。有下列情况的备孕夫妻，一定要在孕前找专业医生做遗传咨询：

■备孕夫妻一方有遗传病或先天性缺陷。

■有遗传家族病史的备孕夫妻。

■备孕夫妻为近亲血缘关系的。

■有习惯性流产、早产或原因不明的胎死宫内者。

■曾经生育过无脑儿、脊柱裂、先天性愚型儿等先天性畸形儿。

有上述情况的备孕夫妻千万不要因为侥幸心理而不去做遗传咨询，或是为了要宝宝而不听医生的忠告。备孕夫妻一定要知道，一个有先天性缺陷宝宝的出生，不仅会给夫妻双方带来痛苦，更会给未来的宝宝带来无尽的痛苦。因此，建议有上述情况的备孕夫妻一定要在孕前去做遗传咨询。

遗传咨询是以谈话的方式进行的，需要做遗传咨询的备孕夫妻可以参照下表中的遗传咨询内容做一些准备。

在进行遗传咨询时，医生会根据备孕夫妻的这些情况进行相关的检查，并给出科学、合理的建议。

表1-4：遗传咨询内容表

目的	说明来意，告诉医生为何咨询
个人情况	是否生育过，怀过几次孕，是否有过流产情况，夫妻双方的身体状况，夫妻是否为近亲血缘
夫妻双方母亲的生育情况	夫妻双方的母亲生过几胎、有几胎成活、有无死胎或死产，双方母亲目前的健康状况
家族史	夫妻双方的父母、兄弟姐妹、叔、姑、舅、姨等健康情况，是否患过遗传病、是否有先天性缺陷、是否生过畸形儿等
遗传病史	若有家族遗传病史，需要说明家族的哪些成员患病，其症状和健康状况如何，是否死亡，何时死亡等
个人生育情况	若备孕女性有过生育史且是畸形儿，则需要向医生说明，并告诉医生自己在孕早期、孕中期和孕后期是否服过药物、是否受到辐射以及营养状况、精神状况等

8. 患有这些遗传病，夫妻孕前应注意

高血压、糖尿病、肥胖症等长期困扰备孕夫妻的疾病，会不会遗传给宝宝呢？遗传性疾病种类繁多，原因复杂，备孕夫妻究竟要如何预防遗传病对宝宝的影响呢？如果备孕夫妻患有这些可能会遗传给下一代的疾病，在孕前、孕期和产后有什么办法可以尽量减少这些疾病的遗传概率以及对宝宝的危害呢？

下面，我们详细地列出了7种遗传性疾病，并就这7种疾病给备孕夫妻作出了相关切实可行的建议。

❤ 色盲、近视

色盲基因仅有备孕女性携带，而且只遗传给男孩，其遗传概率为50%。

近视的遗传率较高，如果备孕夫妻双方都是高度近视（600度以上），则孩子先天性近视的概率在90%以上；如果一方高度近视，另一方是该基因的携带者，则孩子可能有50%的概率是高度近视；若一方是高度近视，另一方属中低度近视或正常视力，则孩子

出现近视的概率是 1%。

幸"孕"提示：为了宝宝那扇"心灵的窗户"，备孕夫妻在孕前一定要注意用眼卫生。

❤ 龋齿

龋齿本身并不具有遗传性，但是容易患龋齿的体质却是可以遗传的，这主要表现在牙釉质的强弱等方面。在同一家族中，父母和孩子的龋齿发病情况关系密切。如果备孕夫妻的龋齿多，那么，所生出的宝宝长大后龋齿也不会少。

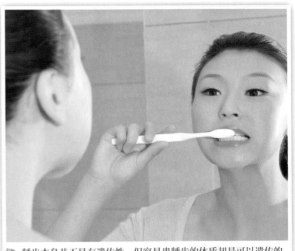
🔹 龋齿本身并不具有遗传性，但容易患龋齿的体质却是可以遗传的。

幸"孕"提示：备孕夫妻在宝宝出生后就要开始注意宝宝的口腔清洁卫生，宝宝长大后，要培养他保持口腔卫生的好习惯，这样才有利于口腔健康。

❤ 鼻炎

鼻炎患者中有很多都来自父母的遗传，其中，较为常见的鼻炎疾病是慢性鼻炎、慢性鼻窦炎和过敏性鼻炎。

幸"孕"提示：患有鼻炎的备孕夫妻最好不要在孩子面前吸烟，以减少外界环境对鼻腔的刺激。另外，建议给宝宝母乳喂养的时间要在 3 个月以上。

❤ 高血压症、高脂血症

备孕夫妻患有高血压症、高脂血症也会遗传给未来的宝宝。若备孕夫妻双方都患有高血压症或高脂血症，那么孩子患病的概率为 75%；若备孕夫妻双方有一方患有高血压症或高脂血症，那么孩子的患病概率为 50%。

幸"孕"提示：备孕夫妻在孩子出生后要定期给孩子做相关检查。

过敏性哮喘

若备孕夫妻双方中有一方是过敏性体质，那么，宝宝很容易患上过敏性疾病，其遗传概率为 30% ~ 50%，尤其是哮喘病，其遗传概率为 80% 左右。

幸"孕"提示：建议过敏性体质的备孕夫妻在宝宝出生后要坚持母乳喂养，有家族过敏史的宝宝最好在一岁前不要吃鲜奶制品，两岁前不要吃蛋清，三岁前不要吃海产品和花生酱。另外，还要避免孩子接触花粉和宠物，以降低孩子过敏的概率。

中耳炎

备孕夫妻双方均出现耳朵长期发炎的现象，则遗传给孩子的概率为 60% ~ 70%。

幸"孕"提示：备孕夫妻最好戒烟。宝宝出生后，母亲应坚持母乳喂养至少三个月。平时应注意保护好宝宝，避免其得流感，因为感冒可能导致宝宝耳朵发炎。

中耳炎的遗传概率为60% ~ 70%。

肥胖症

备孕夫妻中的一方有肥胖症，宝宝肥胖的可能性是 40%；若双方都有肥胖症，那么遗传的概率就会提高到 70%。

幸"孕"提示：备孕夫妻在孕前要做好体重调整计划，把体重控制在正常范围。

三、优生优孕：怀孕与优生

每一对夫妻都想拥有优质宝宝，都不希望自己的宝宝输在起跑线上。那么，备孕夫妻究竟应该怎么做，才能有利于优生呢？

1. 在最佳生育年龄生育

对于大多数家庭而言，孕育宝宝是头等大事。从计划要宝宝开始，很多夫妻就开始为孕育优质宝宝做准备：戒烟、戒酒、严格规范饮食……除此之外，备孕夫妻还应该注意到双方的年龄对生育的影响。要知道，备孕夫妻在最佳生育年龄更易生出聪明健康的宝宝。

🦋 备孕夫妻在最佳生育年龄更易生出聪明健康的宝宝。

💗 备孕女性的最佳生育年龄

"年轻时生孩子身体条件好，恢复得快，当高龄产妇就有危险啦！""20 岁出头就当妈妈，自己还是小孩呢！带孩子也是一团糟。""我们打算 30 岁以后要宝宝，那时夫妻双方已经有经济基础了，能够给宝宝提供更好的成长环境。"……究竟什么时候要宝宝好呢？是当年轻辣妈好，还是当成熟妈咪更胜一筹呢？

专家认为，女性的最佳生育年龄为 24 ~ 30 岁。这个年龄段的女性全身发育已经完全成熟，精力最为旺盛，卵巢功能最活跃，排出的卵子质量相对较高。这个年龄段受孕，比较容易获得最优质的胚胎，胎儿发育得比较好，胎儿早产、畸胎、弱智儿的发生率最低；孕妈妈妊娠并发症少，且分娩顺利。另外，处在这个年龄段的女性也有了一定的生活经验，其体力和精力是一生中最为充沛的时期，能够较好地抚养宝宝。

如果女性过早生育，胎儿会同仍处于发育中的孕妈妈争夺营养，这对母体和胎儿的健康都极为不利。据调查显示，年龄在 20 岁以下的产妇死亡率为 8.6%，20 ~ 29 岁的产妇死亡率为 4.5%。此外，20 岁以下产妇生的婴儿死亡率高达 10.9%。

表1-5：母亲年龄与生育后代先天愚型病发病风险曲线

如果女性过晚生育，随着年龄的增大，高龄女性的排卵会变得越来越不规律，受孕概率就会明显下降。同时，高龄女性的骨骼、肌肉、韧带的弹性下降，容易造成难产，其早产、流产、孕期抑郁症的发生率也都远远大于年轻妈妈。高龄女性（尤其是 35 岁以上的女性）怀孕后还易出现以下危险状况：高血压、唐氏综合征（先天愚型）、妊娠高血压综合征、多胎妊娠、胎盘早剥等。高龄女性由于卵巢功能开始退化，卵子出现"老化"现象，畸形儿、痴呆儿的发病率也明显增高。总体来说，相较于年轻妈妈生出的宝宝，高龄女性生出的宝宝的身体素质要差一些。

❤ 备孕男性的最佳生育年龄

据研究证明，男性年龄在 27 ~ 35 岁时精子质量最好，而且这一年龄段的男性心智较为成熟，能够更好地照顾妻子、养育宝宝。

35 岁之后，备孕男性体内的雄激素开始衰减。备孕男性超过 40 岁时才生育，其精子的基因突变率增高，精子的数量、活力和形态都得不到保证，胎儿发生染色体异常的概率明显增加；如果备孕男性年龄超过 55 岁，其胎儿发生先天性愚型的概率比年轻的男性的要高出两倍。

最佳生育年龄组合

专家认为，备孕夫妻双方都处于最佳生育年龄，且丈夫比妻子年龄大 7 岁乃是最佳生育年龄组合。之所以这么说，是因为备孕男性年龄大，智力相对成熟，遗传给下一代的优良基因会更多一些；备孕女性年纪轻，身体状况好，生命力旺盛，可以给胎儿提供一个良好的孕育环境，对胎儿的成长和发育更好。

2. 避开五个"灰色受孕期"

所谓"灰色受孕期"，是指当精子和卵子在不良的生理状态或自然环境下相遇，所形成的受精卵很容易受到干扰，从而影响受孕质量。在准备怀孕的过程中，备孕夫妻一定要注意避开以下五个"灰色受孕期"：

身心欠佳时，避免受孕

备孕夫妻的身心健康和受孕有着十分密切的关系。备孕夫妻在身体健康、心情愉快的状态下受孕，会使内分泌系统分泌出大量对身体健康有益的激素、酶及乙酸胆碱等，不仅可以提高受孕率，还可以提高孕育出优质宝宝的概率。反之，若备孕夫妻在身体疲劳、心情欠佳时同房受孕，就会影响精子或卵子的质量，不利于形成优质的受精卵，还会对受精卵的着床、生长造成不利影响，严重的话还会造成流产。因此，夫妻双方在身心状态欠佳时应避免受孕。

备孕夫妻双方的身心都处于最佳状态时受孕，可以提高孕育优质宝宝的概率。

人体生理节律低潮期，避免受孕

据研究显示，每个人从出生到生命终止都有着一定的生理节律，即其内在的体力、情绪和智力三方面存在一定的周期性变化。

表1-6：生理节律周期示意图

人体所存在的这种生理节律会对女性受孕造成一定的影响。当备孕女性的身体处于生理节律低潮期或低潮期与高潮期临界时，身体极易感到疲劳，抵抗力下降，注意力不易集中。判断力下降，情绪变得极不稳定。在受孕过程中，如果备孕夫妻双方都处于生理节律低潮期，生出体弱、智力有问题的宝宝的概率较高；如果备孕夫妻有一方处于生理节律低潮期，另一方处于生理节律高潮期，容易生出健康情况和智力情况一般的宝宝；若备孕夫妻双方都处于生理节律高潮期，则生出健康、聪明宝宝的概率极高。

因此，备孕夫妻应避免在生理节律低潮期受孕。那么，备孕夫妻要如何判断自身是否处于生理节律低潮期呢？

备孕夫妻应避免在生理节律低潮期受孕。

方法 1： 一般来说，备孕女性的生理节律低潮期是在来月经的前一周。对于备孕男性而言，生理节律的低潮期通常也是以 30 天或 45 天左右的时间为一个周期，但要了解具体的生理节律周期，则需要平时细心观察，看看自己在哪几天较易发脾气。

方法 2： 首先，要先算出自己的出生日到计算日的总天数（需要将每 4 年 1 次的闰月计算在内），除以生物节律的天数 23、28、33，所得到的 3 个余数 X、Y、Z 就是你想要了解的 3 个周期的天数。

当 $0 < X \leq 11$ 时为体力节律的高潮期，当 $X \geq 12$ 时为体力节律的低潮期；

当 $0 < Y \leq 14$ 时为情绪节律的高潮期，当 $Y \geq 15$ 时为情绪节律的低潮期；

当 $0 < Z \leq 16$ 时为智力节律的高潮期，当 $Z \geq 17$ 时为智力节律的低潮期。

下面就举例来说明一下，如：

林女士生于 1986 年 11 月 6 日，想要推算她 2011 年 10 月 14 日的生理节律值。

首先，根据"总天数 =365.25× 周岁 + 生日到计算日天数"的公式，计算结果如下：

总天数 =365.25×24+315=9081（天）

然后，再根据"余数 = 总天数 ÷ 生物节律天数"的公式，林女士的体力节律、情绪节律、智力节律如下：

体力节律（X）：9081÷23=394 余 19，为体力节律低潮期。

情绪节律（Y）：9081÷28=324 余 9，为情绪节律高潮期。

智力节律（Z）：9081÷33=275 余 6，为智力节律高潮期。

备孕夫妻了解了自己的生理节律周期之后，经过适当调节，就能够避免在生理节律低潮时受孕。

💗 新婚蜜月期，不宜受孕

新婚是人生最幸福的时刻，但此时播下的"爱的种子"未必是最优质的。一般来说，新婚蜜月期并非优生的好时机。

优生学专家认为，新婚前后，夫妻双方为了操办婚事而奔走劳累，会消耗大量的体力和精力，使精子和卵子的质量降低。而在蜜月期，新婚夫妻的性生活频率较高，会导致精子数量减少，并对受精卵在子宫着床的环境造成一定的影响，不利于优生。

那么，新婚夫妻在婚后多久怀孕比较合适呢？

一般来说，夫妻在结婚后1～2年怀孕较好，这是因为：

①**结婚1～2年夫妻关系比较稳定。**此时夫妻双方的关系已经比较稳定，且已经熟悉和适应了彼此的生活习惯，配合比较默契，同时，夫妻双方又都保有恋爱时的甜蜜，更有利于受孕。此外，夫妻双方的经济收入较之刚结婚时更稳定，能够为日后孕育健康宝宝提供一定的物质基础。

新婚宴尔时并非受孕的好时机。

②**婚后一年受孕率更高。**生育能力正常的夫妻一般在婚后一年的受孕率更高。调查显示，生育能力正常的夫妻在婚后如不采取避孕措施，婚后3个月的受孕率为57%，婚后6个月的受孕率为72%，婚后12个月的受孕率为85%，婚后18个月的受孕率为93%～95%。可见，生育能力正常的夫妻在婚后1年的受孕率比较高。

❤ 患病期间，避免受孕

备孕夫妻双方只要有一方患有疾病，就会影响受孕。因为疾病会对备孕夫妻的体质、受精卵的质量以及子宫内部的着床环境造成一定的影响，而且，备孕夫妻在患病期间服用的药物也会影响精子和卵子的质量。另外，在妊娠初期，胎儿极易受到药物和其他因素的影响，有些备孕夫妻因为身体虚弱或患有某些疾病，需要长期服用药物，如抗生素、抗癌药、激素等，这会对胎儿产生一定的影响。

建议备孕夫妻若患有慢性疾病，应征求医生意见后再考虑能否怀孕；若患有急性病，则须病愈1个月后再考虑受孕。对于一定要服用药物的备孕夫妻，建议在医生的指导下服用一些不会对怀孕产生不利影响的药物。

❤ 外界环境不佳时，切忌受孕

正如人们在工作、吃饭和睡觉时需要一个好环境一样，受孕也同样需要一个良好的环境。我国古代胎教学就指出："弦望晦朔、日月薄蚀、雷电霹雳、大雨、大风、大雾、大寒、大暑，不宜受孕。"古代人的这种看法看上去有些玄，但实际上是有一定科学道理的。因为恶劣的外界环境会影响人体生殖细胞的构成，严重的话还会引起生殖细胞畸变，不利于生出健康宝宝。另外，恶劣的外界环境还会给夫妻双方的心理带来不良暗示，影响夫妻双方的性生活，对成功受孕极为不利。

备孕夫妻想要孕育优质宝宝，对孕前性生活的环境一定不能马虎。建议备孕夫妻保持卧室的安静、整洁，保证床上的被褥、床单和枕巾等物品的洁净，选择天气晴朗、空气清新的日子，让整个卧室沉浸在柔和的灯光下，放一些轻松优美的音乐，在这样舒适的环境中享受性生活，让双方在最佳状态时播下爱情的种子。

3. 性高潮受孕，宝宝更聪明

性高潮是夫妻之间性生活和谐的一个标志。

据研究显示，女性在同房时若达到性高潮，储存在子宫颈中的精子数量就会更多，怀孕的概率也就越大。不仅如此，性高潮还有利于优生。美国科学家通过试验证明："女性在性高潮时孕育的孩子更聪明。"这是因为女性在性高潮时，血液中的糖分和氨基酸可以渗入生殖道，延长进入其内的精子的存活时间；女性在性高潮时，小阴唇充血膨胀致使阴道口变紧，阴道深部皱褶伸展变宽，更有利于储存精液；同时子宫颈口也会变得松弛张开，更利于精子进入，而大量高质量精子的进入会大大提高孕育高智商宝宝的概率。

因此，建议备孕夫妻在备孕过程中，注意调节彼此的性生活，抓住备孕女性性高潮的时机受孕，以便孕育出更聪明健康的宝宝。

🌸 性高潮是夫妻之间性生活和谐的一个标志，女性在性高潮时孕育的孩子更聪明。

4. 怀孕优生十问

怀孕生子是一项伟大的工程，也是一项系统工程。在备孕的过程中，很多备孕夫妻经常会遇到一些这样或那样的问题，下面我们列出了备孕夫妻最常见的一些问题，希望可以帮助备孕夫妻幸福享"好孕"。

❤ Q1：经期同房更易受孕吗

一些备孕夫妻缺乏生育知识，甚至误以为经期同房更易受孕，这种想法是极其错误、极其危险的。

经期同房的后果可以用"一时尽兴，遗祸无穷"来概括。备孕夫妻在经期进行性生活，细菌可以轻易地进入备孕女性的子宫腔，从而引发炎症，严重的话，还会导致输卵管和盆腔器官的炎症，而炎症的刺激会影响受精卵的顺利着床。另外，经期性生活还会引起子宫内膜异位症，有可能刺激人体免疫系统形成精子抗体，从而导致不孕。

备孕夫妻在经期应避免性生活，切莫贪一时之快而轻易冒险，以防经期同房造成不孕。

❤ Q2：痛经会影响生育吗

痛经是指女性在月经前后或月经期间出现下腹疼痛、坠胀，严重者可伴恶心、呕吐、冷汗淋漓、手足厥冷甚至昏厥等症状，此病症对女性的生活和工作造成了极大的不便。

临床上将痛经分为原发性痛经和继发性痛经。

原发性痛经是指生殖器官无器质性病变的痛经，主要与月经期子宫内膜合成释放前列腺素增加有关。前列腺素的增加，会引发子宫异常收缩，导致子宫肌层缺血、缺氧，从而引发痛经。由于无器质性病变，原发性痛经并不会对女性生育造成影响。

继发性痛经是指由子宫器质性病变疾病

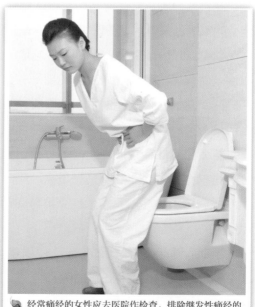

❀ 经常痛经的女性应去医院作检查，排除继发性痛经的可能性，以便顺利怀孕。

（如子宫内膜异位症）引起的痛经。继发性痛经的女性往往会出现内生殖器与周围组织粘连、输卵管变形或宫腔闭锁等情况，从而引发女性不孕，或是输卵管通而不畅发生宫外孕。

在经期出现痛经的备孕女性在孕前一定要去医院作检查，排除继发性痛经的可能，以便顺利受孕。被确诊为继发性痛经的患者，要及时治疗后方可受孕。

❤ Q3：月经不调会影响怀孕吗

有些人把月经不调看成小病，殊不知，月经不调乃是女性性腺轴或子宫出现问题的一个重要标志。受孕的顺利进行依赖于性腺轴功能的正常发挥，而当性腺轴异常而引起女性月经不调时，就会影响受孕。另外，如果女性的子宫发育有异常或者是子宫病变，即使下丘脑——脑垂体——卵巢轴功能正常，也有可能会出现闭经或月经不调等问题而影响受孕。

那么，备孕女性如何判断自己是否月经不调呢？一般来说，女性月经不调会出现经期提前或延迟、经期过长、血量增多或减少、闭经等症状。

女性出现月经不调，首先应该先排查全身或内外生殖器的器质性病变，以便对症下药。一般来说，引起女性月经不调的全身性疾病包括血液病、肝病、甲状腺疾病、肾上腺疾病等；内外生殖器病变有子宫肌瘤、子宫内膜癌、子宫内膜息肉等。

备孕女性可以通过 B 超检查、宫腔镜检查、子宫内膜病理检查来进行诊断，视情况而采用手术、宫腔镜下子宫内膜息肉摘除或药物治疗等方式。如果检查结果显示备孕女性没有全身和生殖器的器质性病变，那么，月经不调多数是由神经内分泌机制失常引起的。若是检查出月经不调是由机体激素分泌较低而引起的，备孕女性可在医生的指导下适当服用一些甲状腺素，以增强卵巢功能，帮助调理月经。

❤ Q4：首次妊娠为何应避免人工流产

备孕夫妻要尽早制订出生育计划，在尚未做好准备时要注意采取有效的避孕措施，避免意外怀孕。一旦意外怀孕，也千万不要简单地认为自己没有准备好，就去医院草草地做人工流产了事。建议首次妊娠的女性，对于人工流产一定要慎之又慎，因为人工流产会给女性带来多重危害，具体如下：

①**身体伤害**。人工流产会引起多种并发症，如手术出血、感染、月经不调、子宫内膜异位等，这些都会影响女性受孕，严重的话还会导致女性不孕。

②**心理伤害**。人工流产会让女性心理上受到伤害，再次妊娠后精神会变得高度紧张，严重的话还会引发抑郁症，甚至会导致流产。

③**对未来胎儿的伤害**。女性首次进行人工流产时，胎儿的红细胞可以通过胎盘组织进入母体血液循环，若母体和胎儿有 Rh 血型不合，会使母体产生 Rh 抗体，导致下次妊娠时发生新生儿溶血症，严重的话还会危及新生儿的生命。

因此，备孕夫妻一定要在孕前做好准备，准备好了之后再怀孕；若是意外怀孕，一定要慎重对待，千万不可草率流产。

❤ Q5：人工流产后应该注意什么

一般来说，专家建议首次妊娠的女性尽量不要做人工流产，但有时孕妈妈会因为疾病或者近期服用了致畸药物等原因，不得不采取流产这种方式来结束这次令人心痛的意外。那么，做了人工流产之后，究竟要怎样做才不会对再孕造成影响呢？

①**注意着装**。人工流产后，女性应尽量穿着宽松的衣服，不要穿过紧的衣服。

②**保证生活规律**。人工流产后，女性要注意保证生活的规律性，在术后多注意休息，千万不可过度劳累。

③**养成良好的生活习惯**。女性在人工流产后，切忌喝酒，术后三天才可以淋浴，一个月之后才可以盆浴，以免发生感染。

④**做好避孕工作**。人工流产后 10 ~ 14 天，待出血完全停止后才可以开始性生活。在进行性生活的过程中，要采取安全的避孕措施，切忌流产后马上妊娠。这是因为人工流产会使子宫内膜受到创伤，立即怀孕会引

人工流产后，女性要穿宽松的衣服，保证生活规律，忌喝酒。

女性在人工流产后半年内不宜再次怀孕，夫妻在进行性生活时一定要做好避孕措施。

发女性再度流产，从而导致女性习惯性流产。建议早产或首次流产后，先休养半年再怀孕。如果流产后想要采取节育环避孕，可以在人工流产的同时放节育环，此时放环成功率高，脱落率低，较少出现不良反应。

❤ Q6：有过"葡萄胎"，可以正常怀孕吗

女性在妊娠以后由于各种原因造成的胎盘绒毛滋养细胞异常发育，无正常胎儿胎盘形成而形成水泡状物，形似成串的葡萄，故称为"葡萄胎"，也被称为妊娠滋养细胞肿瘤。

大多数葡萄胎治愈之后是可以正常怀孕并足月分娩的，不必担心丧失生育能力。但需要注意的是，女性在葡萄胎治疗后，一定要定期去医院检查，等医生判断可以再次

❀ 女性在葡萄胎治愈后要避孕两年才能再怀孕。

怀孕时再去受孕，不可着急。在此我们提醒各位姐妹，在避孕方法的选择上，最好采取避孕套避孕，避免用宫内节育器或口服避孕药，以防发生其他不良的影响。

❤ Q7：有过宫外孕多久可以再怀孕

对于女性而言，宫外孕治愈不久就匆匆怀孕是十分危险的。此时若输卵管还没有完全疏通，则很有可能再次引发宫外孕。建议有过宫外孕经历的女性最好不要急于再次怀孕，且怀孕前一定要先去相关医院做相关检查，如果检查出状况可以怀孕，再怀孕。同时在这段时间将身体调节好，这样才可能最大限度地避免了再次宫外孕的发生，避免异位妊娠情况的发生。

❤ Q8：剖宫产或子宫肌瘤摘除术后多久可再怀孕

在进行剖宫产和子宫肌瘤摘除术时，需要将女性的子宫切开，子宫愈合后则会留下疤痕。和正常的子宫肌纤维相比，子宫切开后留下的疤痕其弹性、伸展性以及承受能力都要差一些，当然这个也是因人而异。

如果女性在剖宫产或子宫肌瘤摘除术后很快怀孕，随着妊娠的发展，很有可能会导致子宫破裂，进而威胁到孕妈妈和胎儿的生命安全。

建议女性在剖宫产或子宫肌瘤摘除术后避孕两年再怀孕。若意外怀孕，则须尽早去医院进行相关咨询，权衡利弊，慎重考虑后再行决定，不可贸然行事。

❤ Q9：停服避孕药后多久才能再怀孕

大多数避孕药是由小剂量的雌激素和孕激素合成，其主要作用是抑制排卵，改变宫颈黏液的性状等，阻止精子进入宫腔，从而实现阻碍受精卵着床的目的。若女性长期服用避孕药后不久就怀孕，对胎儿的发育成长极为不利。目前医学界一致认为，在停服避孕药后 6 个月内怀孕，有产生畸胎的可能。为慎重起见，一定要按怀孕的计划时间提前 6 个月以上停服避孕药，待体内存留的避孕药完全排出体外以后再怀孕。

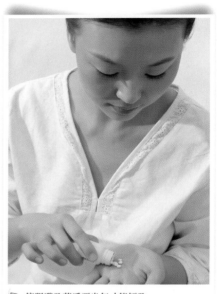

❤ 停服避孕药后要半年才能怀孕。

因为停服避孕药后 1～3 个月，女性机体就可以恢复排卵，所以在备孕女性停服避孕药后、准备怀孕前这一段时间内，必须立即改用其他避孕方法，如用避孕套、子宫内避孕器等器械方法避孕。

❤ Q10：停服避孕药后应补充维生素

女性长期服用避孕药会导致体内某些维生素的缺乏，因此，备孕女性在停服避孕药后一定要注意补充维生素，其中要重点补充 B 族维生素和维生素 C。

B 族维生素：备孕女性在停服避孕药后，体内容易缺乏叶酸（叶酸为 B 族维生素家族中的一员）、维生素 B_6。缺乏叶酸或维生素 B_6 会引发口角炎、角膜炎、腹泻、脂溢性皮炎、巨红细胞贫血及白细胞生成减少等病症。建议备孕女性一定要及时进行自我检视，并适当补充 B 族维生素。

维生素 C：备孕女性长期服用避孕药最易导致维生素 C 的缺乏，这会影响到人体对铁质的吸收，还会影响到骨骼的正常钙化，出现抵抗力低下、伤口愈合不良的症状。

四、受孕成功早知道

很多女性在第一次升级为孕妈妈时，通常无法及时察觉自己怀孕的事实，往往在怀孕 1~2 个月后才发现自己怀孕了，这不但在一定程度上延误了女性进入怀孕角色的时机，而且还可能会因为孕妈妈未能及时调整自己的生活、饮食习惯而对胎儿造成伤害。那么，女性应如何及时获知自己怀孕的消息呢？

1. 捕捉怀孕的小信号

女性在怀孕以后，身体会发生一些变化来向你传达"有喜"的信号。充分了解这些信号，不但可以让备孕女性及时发现自己怀孕的事实，还能让那些意外怀孕的女性及时发现孕况以便及时去医院检查。一般来说，当你怀孕时，身体会发出如下信号。

❤ "好朋友"没来

已到育龄的女性，每隔一个月左右就会排出一个成熟的卵细胞，如果和精子相遇形成受精卵，月经便不会来潮。如果备孕女性平时月经很准时，而这个月却过了十来天月经都还没来，那么首先应该考虑的是自己是否怀孕了。如果备孕女性平时月经不准，就要多留意一下自己的身体是否还有其他怀孕的信号。

备孕女性在一些特殊的情况下，如环境改变、过度疲劳、突然受刺激、发烧、精神过度紧张等，都会导致月经推迟，备孕女性应注意区别。

❤ 尿频

备孕女性如果月经过期不来，没有早孕反应，但小便次数明显增多，则怀孕的可能性也很大。因为怀孕后孕妈妈的子宫充血、增大，会刺激到膀胱而导致尿频。并且孕妈妈小便次数增多的现象多在夜间出现。

❤ 早孕反应

大部分女性在怀孕 40 天左右（停经后的 10 天左右）会出现早孕反应，即恶心、呕吐、胃口不好等。这种现象大多发生在早晨，因此也被称为晨吐。当孕妈妈闻到油腻味或其他特殊气味时更易呕吐，严重时还会出现头晕、乏力等现象。

女性在怀孕后还会变得挑食，其饮食嗜好也可能发生改变，如有的孕妈妈一会儿想吃这种食物，一会儿又想吃那种食物；有的孕妈妈则是平时喜欢吃的东西不想吃了，而讨厌的食物反倒很想吃。最为常见的则是，孕妈妈在怀孕后特别喜欢吃酸、甜和清淡的食物，厌恶油腻荤腥等食物。

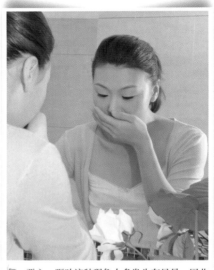

🍃 恶心、呕吐这种现象大多发生在早晨，因此也被称为晨吐。

❤ 乳房变化

大多数女性在怀孕 1 个多月后，很可能会感到乳房发胀偶伴有轻微的刺痛，同时还能观察到乳晕颜色加深。这是因为在女性怀孕后，体内激素水平发生变化使乳房的血液供应加强，这也是为以后的哺乳做准备啦！

❤ 妊娠初期易疲劳

女性怀孕后，由于受激素分泌的影响，身体极易感到疲劳，对任何事都提不起兴趣。如果向来精力充沛的备孕女性突然出现这种情况，就要考虑自己是否怀孕了。

🍃 怀孕初期，孕妈妈容易有倦怠感。

💛 基础体温居高不下

一般女性正常的基础体温呈双向曲线，即排卵前较低，排卵后会升高。在备孕女性怀孕后，除了上边所说的身体信号，女性的身体会出现基础体温居高不下的现象，这种现象可能将持续整个孕期。

以上是怀孕后身体所发出的六大信号，备孕女性可以根据这些信号来初步判断自己是否怀孕。当然，以这些信号来确定怀孕与否，并不是绝对可靠的，因为有些备孕女性在备孕期间过于紧张，也会出现一些类似的假孕现象。建议备孕女性在发现信号后进一步到医院做一下检查，这样既可以知道确切结果，也可以知道胚胎发育是否正常。

2. 扰乱视听的假孕现象

妇科临床上有时候会有一些假孕现象出现，如有的女性会出现停经、腹部变大和类似早孕反应等，有的甚至还会感觉到胎动，但去医院检查后却发现并未怀孕。为什么一些备孕女性会出现假孕现象呢？

专家认为，这种假孕现象的产生除了受备孕女性体内激素变化的影响，大部分原因则是由于备孕女性渴望怀孕的心理因素所引起的。

有的女性盼子心切，特别是和丈夫试孕很长时间也没成功，或是因有过流产史，或是受到家人过多期望，又或是高龄产妇，当她们看到别人手中抱着可爱的小宝宝或是看到一些漂亮小宝宝的图片时，心中更加急切地想要一个属于自己的宝宝。备孕女性这样朝思暮想，会在大脑皮层形成强烈的"盼子"信息，从而导致脑垂体和下丘脑的功能紊乱，并进一步导致备孕女性月经停闭。闭经后，备孕女性受体内性激素的影响，小腹部的脂肪会产生堆积，接着，身体还会相继出现恶心、呕吐等早孕反应。于是，盼子心切的备孕女性便愈加以为自己是有孕在身了。

其实，假孕现象是一种心理的反应，无须治疗，备孕女性只要保持一颗平常心，假孕现象自会消失。

3. 检测早孕有绝招

一般来说，备孕夫妻同房后最快 10 天就能够用早孕试纸检测出自己是否怀孕了。下面，就向备孕女性介绍一下常用的验孕方法。

❤ 早孕试纸测试法

早孕试纸测试法是大多数备孕女性常用的一种检测方法，这种检测方法备孕女性在家就可完成。

准确度： ★ ★ ★

验孕时间： 月经过期当天，或在夫妻同房后 7 ~ 10 天检测。

验孕方法： 收集晨起第一次尿液，检验较准确，方法如下图所示，将试纸条插入，沾取适量尿液后放于尿杯上，5 分钟内便可以观察到结果。

🌸 借助验孕棒等工具，备孕女性可以初步测试出自己是否怀孕。

质控线
测试区
标记线

阴性　阳性

【早孕试纸】

【验孕棒】

MAX
MAX

【验孕纸】

备孕女性判断检查结果的方法如下：

阳性：试纸条上端和下端均有色带出现，表示备孕女性已怀孕。

阴性：只在试纸条上端出现一条紫红色带，而下端没有出现色带，表示备孕女性未怀孕。

无效：试纸条上没有色带出现，表明试纸条无效。

注意事项：

在 5 分钟内读取测试结果，5 分钟后的结果无效。

买试纸的时候请检查有效期。

为了让结果更为可信，建议备孕女性最好在月经推迟两周后再做检测。

若检测结果说明你怀孕了，先不要高兴，早孕试纸的准确率并非 100%。建议备孕女性最好再去医院检查一次，以确认自己怀孕。

备孕女性还可以使用验孕棒在家自测，操作起来比早孕试纸更加简便。

血HCG检查

相比于传统的尿液检验，血 HCG 检查更加准确，其准确率在 99% 以上，且能将检测时间提前，同时还可以根据化验结果协助了解流产的可能性。

准确度： ★ ★ ★ ★ ★

验孕时间： 性生活后 8 ～ 10 天。

验孕方法： 通过检测备孕女性血液中的 HCG 值来判断是否怀孕。

注意事项：

①最好早上做血 HCG 检查。

②做此检查无需空腹及憋尿。

备孕女性在测试前一晚尽量少喝水。

💚 **B超检查**

B超检查可以确定备孕女性是否妊娠以及与停经时间是否相符，并及时发现胚胎发育情况。

准确度： ★★★★★

验孕时间： 最早可停经5周后检查。

验孕方法： B超检查可以间接观察到子宫的大小，如果备孕女性成功受孕，就可以通过此检查观测到女性子宫内的胚胎以及胎心跳动。

注意事项：

①采用B超检查既方便又准确，还可以从屏幕上看到子宫里的小胚囊。

②可以协助诊断宫外孕。

③临床所应用的B超，其探头发射的声强度较小，且其检查时间仅5～10分钟，对每个器官的探测时间更短，因此，常规、正常的B超检查一般不会影响胎儿的发育和成长。

④女性在孕期不可无限制地做B超检查，做B超次数过多则很可能会影响胎儿的健康。一般来说，女性在孕期需要做三次超声检查：在孕早期应进行一次B超检查，以确定是否怀孕，并确定妊娠的天数。第二次B超检查应安排在怀孕4～5个月之间，以了解胎儿的发育状况，排除畸形。而在怀孕8个月以后，则要根据医生建议去医院做定期B超检查，以判断胎儿在子宫内的安危情况，同时了解胎位等。

五、把脉不孕不育症

不管不孕不育是多么隐秘的伤痛，如果不及时治疗，久而久之，这个"秘密"终究会广而告之，那时备孕夫妻不但要承受来自家庭的压力，还要准备好承接周围亲朋好友异样的目光……对于渴望宝宝的家庭来说，不孕不育可能是难以承受之重。别伤心，从现在起，和你的另一半共同努力，找出不孕不育的"凶手"，破除不孕不育的魔咒，早日迎来属于你们的幸福宝贝吧！

1. 不孕vs不育

"不孕"和"不育"很难区分，人们常笼统地将其称为"不育症"。

人们经常把"不孕症"和"不育症"混为一谈，其实二者在医学上的定义是有区别的。

"不孕"指育龄夫妻长时间同居，且性生活正常，没有采取避孕措施，两年以上女方仍未受孕。不孕症是一种较为常见的病症，其发生率约占育龄妇女的8%～17%。

"不育"指育龄夫妻婚后同居，虽然女方有过妊娠，但都以流产、早产、死胎或死产而告终，最终并未获得活婴者。

"不孕"和"不育"很难区分，人们常笼统地将其称为"不育症"。习惯上，将男性病因致配偶不孕者叫"男性不育症"，将女性病因引起的不孕叫"女性不孕症"。

应该注意的是，生儿育女是夫妻双方共同的事，无论不孕不育是由夫妻哪方所致，另外一方都不应该对其加以指责、埋怨，夫妻双方应该互相鼓励，查明病因，尽早治疗。

2. 备孕女性，读懂身体发出的危险警报

从备孕女性的角度来说，不孕不是突然来袭，女性的身体早已通过各种迹象发出警报。如果能早早地读懂身体发出的求救信号，及时作好保养和治疗，就能在很大程度上防治不育。下面，一起来看看你的身体是否有这些可能导致不孕的"信号"吧。

白带异常：女性患有阴道炎、子宫内膜炎、盆腔炎、附件炎、宫颈炎以及各种性传播疾病时，会出现白带异常的现象，如白带增多、色黄、有异味、呈豆腐渣样或水样，或伴有外阴瘙痒、疼痛等。这些疾病都可能会影响女性受孕。

痛经、月经不调、闭经：有些女性认为痛经不是病，忍忍就过去了。殊不知，出现痛经的女性患子宫内膜异位症、子宫发育不良、子宫位置异常、子宫肌瘤、盆腔炎等疾病的概率很大，而这些疾病又会导致女性不孕。女性月经不调是指女性月经周期改变，月经提早或是推迟；经量过多或过少；经期延长。黄体功能不全及子宫内膜炎症常引起女性月经不调。闭经是指女性年龄超过18岁但依然没来月经，或是月经来潮后连续停经超过6个月。闭经所引起的不孕患者比较多。

腹痛：女性患有卵巢炎、子宫内膜异位症、盆腔炎、子宫肿瘤、子宫肌炎等疾病时，常会出现慢性下腹或腰骶痛等症状。盆腔炎、盆腔腹膜炎、子宫内膜异位症等，都是造成女性不孕的一号杀手。

不少造成不孕的疾病都会出现腹痛的症状。

外阴和阴道疾病：女性外阴异常，如外阴肿瘤、外阴外伤、外阴溃疡等，也有可能会影响女性妊娠。女性阴道发育异常如处女膜闭锁、阴道狭窄、先天性无阴道等，这些则会对性交造成影响，阻碍精子进入并造成不孕。女性阴道受霉菌、滴虫、细菌等感染时，会改变阴道正常的酸性环境而引起阴道炎症。阴道炎症严重时，大量的白细胞会消耗掉精液中的能量物质，降低精子的活动能力，缩短精子的存活时间，从而也影响受孕。

输卵管疾病：输卵管疾病是导致女性不孕不育症最常见的因素，有20%～40%的女性是因输卵管不通而不能受孕，输卵管炎症、输卵管痉挛、输卵管形态异常、输卵管积液等都会导致输卵管不通，造成不孕。

宫颈发育异常：如宫颈缺失、狭窄、发育不全，宫颈纵膈，宫颈粘连，宫颈黏液分泌过稠、过少等，都可能引起不孕。

子宫卵巢疾病：子宫先天性发育异常，如先天性无子宫、子宫畸形、双子宫等，子宫内膜病变如多次人流刮宫导致子宫内膜损伤、子宫内膜炎、内膜息肉、子宫内膜分泌反应不良等，都不利于受孕。女性卵巢疾病，如卵巢的卵泡组织欠缺、卵巢发育不全、多囊卵巢综合征、卵巢位置异常、卵巢肿瘤、卵巢功能不全等，也都可能造成女性不孕。

溢乳：溢乳是一种非哺乳期间泌出乳液的不正常现象，它可能是一些生理疾病造成的，也可能是因药物或不良刺激所致。女性处于非哺乳期,乳房若自行或挤压后溢出乳汁的话，这表示女性可能有下丘脑功能不全、垂体肿瘤、慢性肾衰竭、原发性甲状腺功能低下等疾病，但这种情况也有可能是女性常服用避孕药以及降压药所引起的，必要时需要去医院就诊。

女性溢乳经常合并闭经，从而导致女性不孕。

3. 备孕爸爸，倾听身体发出的危险信号

从备孕男性的角度来说，若患有不育症，其身体会很早通过种种迹象发出警报。如果备孕男性可以尽早接收到身体所发出的求救信号，及时作好保养和治疗，就能在很大程度上提早防治不育。

要治疗男性不育症，首先应该先找到导致男性不育的真正原因，再对症下药，针对性地对其加以治疗。

精子异常：男性精子数量过少或无精子、精子活力减弱、精子形态异常等均会造成不育。约有46%的不育症是由男性的精子数量和质量异常造成的，男性精子数若少于2000万/毫升，男性的生育能力会大大降低，很有可能会造成不育。

性功能障碍：约有15.4%的男性不育症是由男性性功能障碍（阳痿、早泄、遗精等）造成的，这是因为性功能障碍患者的阴茎难以勃起，无法将精子输送到女性的宫颈口，从而给孕育下一代造成极大困难。

睾丸异常：睾丸是精子形成和贮存的地方，每个男性都有两个睾丸。如果男性睾丸发生异常，如双侧隐睾、单侧隐睾等，都可导致男性不孕。双侧隐睾所致不孕约50%～100%，单侧隐睾所致不孕约30%～60%。

阴囊外伤：阴囊内有重要的男性生殖器官——睾丸和附睾。阴囊外伤后，会直接影响到男性的睾丸和附睾的功能，从而影响男性的生育能力。

生殖器官感染：男性生殖器官包括外生殖器、附睾、睾丸、副性腺等部分，若某个部位受到细菌、病毒等的感染，则可发生炎症，对男性睾丸的生精能力造成影响，导致男性不育。

精索静脉曲张：精索静脉曲张常见于青年男性，发病率约占男性的 10% ~ 15%。所谓精索静脉曲张，是指精索里的静脉由于某种原因导致血液回流受阻，血液淤积，造成精索里的蔓状静脉丛迂曲、伸长和扩张，在阴囊里形成蚯蚓状的团块。精索静脉曲张主要表现为阴囊肿大，有沉重和坠胀感，站立行走时加重，平卧休息后减轻。精索静脉曲张会对男性睾丸的生精功能造成影响，使精子数减少、精子活力下降或不规则形状的畸形精子数量增加等，从而造成男性不育。

神经功能障碍：男性神经功能障碍和神经系统疾病，如截瘫、阳痿都会导致男性不育。

内分泌失调：研究表明，若营养缺乏，如摄入的蛋白质质量不高、摄入的热量不足、维生素和矿物质的缺乏等，都会使人体的内分泌腺体功能发生改变，打破脑垂体和睾丸之间的平衡，从而对男性睾丸的生精功能造成影响。相反，若营养过剩，也会造成男性生育能力降低，这是因为营养过剩会导致男性的睾酮水平下降、雌激素水平上升，从而引发男性阳痿、生精障碍。

精神和心理障碍：精神和心理的因素也会影响男性的生殖功能，导致男性生育力低下，严重的话还会导致男性不育。这是因为精神状态的不稳定，会使男性机体神经内分泌功能紊乱，从而影响睾丸功能，干扰精子的生成。

总之，治疗男性因素所引起的不育，首先应该先找到导致男性不育的真正原因，再对症下药，有针对性地加以治疗。

4. 西医药物，助你成功受孕

药物是治疗不孕不育的主要手段。拿备孕女性来说吧，女性如果有较为明显的排卵功能障碍，医生一般会开些助孕药，将人体激素水平调整到正常状态，从而诱导排卵，提供成功受孕所需的卵子。助孕药有针对女性的也有针对男性的。

一些患不孕症的女性通过药物治疗，便可轻松圆个"宝宝"梦。

💜 女性常用助孕药

对于女性而言，不孕症就像一场巨大的灾难。很多不孕女性对外要承受外界舆论的压力，对内则要面对家人的不理解，甚至是丈夫的抛弃。在这要告诉患有不孕症的女性，其实不孕症并不可怕，一些女性通过药物治疗，便可以轻松圆个"宝宝"梦。下面，就来看看一些常见的女性助孕药吧！

表1-7：女性常用助孕药物表

药物名称	功效	适用范围	使用方法	需做的检查	不良反应
氯米芬	促使下垂体分泌黄体生成激素，并促使卵子释放	月经不规则、月经周期过长等	在月经来潮第5天开始服用，连续服用5天，服用3个疗程后大多可怀孕	性交后试验、排卵检测、盆腔检查	潮热、情绪不稳定、恶心、胸闷等
绒毛膜促性腺激素	使成熟的卵泡排卵	女性接受诱导排卵的治疗后仍无法自然排卵	医生安排注射	超声波、血液检查	卵巢过度刺激、小腹压痛、注射部位发红等
尿促性腺激素	刺激卵巢在一个周期中生产多个卵子	使用氯米芬没有产生疗效	从月经周期的第2天到第5天之间的某一天开始注射	超声波、血液检查	乳房痛，注射部位疼痛、皮疹、肿胀或者潮红，腹部肿胀或疼痛，情绪波动
促性腺激素释放激素兴奋剂	通过抑制正常的卵巢功能，使排卵能够正常进行	打算做辅助生殖技术的女性	需要每天注射	超声波、血液检查	潮热、情绪波动、呕吐、阴道干涩、骨质流失

💜 男性常用助孕药

一些治疗女性不孕的药物有时候也可以用来治疗因激素异常而引起的男性不育，如氯米芬、绒毛膜促性腺激素都可以促进精子的生成，尿促性腺激素有时候可以用来治疗卵泡促激素和黄体生成激素失调的男性，且绒毛膜促性腺激素对于治疗男性性功能减退则有很好的效果。服用这些药物，可以有助于不育男性在短期内精子水平恢复。

另外，抗生素也可以用于男性不育症的治疗。前列腺、精囊、附睾、尿道甚至睾丸的感染可能会影响男性精子的生成和运输，男性患者一旦被确诊有感染性生殖器官疾病，医生便会开一种有效的抗生素。

需要提醒备孕夫妻的是，至于要服用哪种药，备孕夫妻应去咨询专科医生，在医生的指导下合理使用药物，千万不要随意用药，以免给自己的身体带来不必要的伤害。

5. 手术治疗，圆孕育之梦

一些备孕夫妻已经在医院做了不孕不育的检查，也服用了治疗不孕不育症的中西药物，可结果还是不太理想，日思夜想的宝宝仍然没能怀上。

在此，专家建议备孕夫妻千万不要因为一时的冲动而断送了两个人的幸福，药物治疗没效果，并不代表就没有其他办法了。患有不孕不育症的备孕夫妻还可以进行手术治疗。

在手术治疗之前一定要到正规医院就诊，在专业医生的指导下进行诊治，切勿因听信非法广告等，而使自己受到伤害。

PART 02

孕前身体大检查:
给优生优孕开个好头

Physical Examination
Before Pregnancy

为了孕育最优质的宝宝,

从夫妻双方决定要宝宝开始,

就得着手做一系列的准备工作了。

孕前检查,即是孕前必做的准备之一。

做好孕前检查,

可以有效避免遗传病等其他医学疾病,

确保备孕夫妻双方在身体处于最佳状态时怀上宝宝,

给优生优孕开个好头。

一、孕前检查是一道必须执行的命令

孕前检查对于优生优孕的意义毋庸置疑，对于备孕夫妻来说，孕前检查是极为有必要的，尤其是在新的《婚姻法》没有了强制婚前检查规定的今天，孕前检查的意义更为重大。只是，何时做孕前检查，做哪些检查……备孕夫妻几乎是一头雾水。接下来，我们就来对孕前检查作个全面的了解吧！

1. 何时做孕前检查

一般来说，备孕夫妻孕前检查的最佳时间是准备怀孕前的3～5个月。孕前3个月左右，备孕夫妻可以考虑去医院检查是否患有乙肝病毒、风疹病毒、弓形虫、巨细胞病毒等。

2. 选择医院有技巧

无论是备孕夫妻的孕前体验、优生筛查还是孕期的体检、保健以及最后的分娩，医院都是不可或缺的。那么，怎样才能选择一家最适合自己的医院呢？

医院的安全性和舒适程度。一般来说，备孕夫妻在选择医院的时候，首先要考虑的是医院的安全性和舒适程度。所谓安全性，是指医院一定要正规，医生一定要专业。建议备孕夫妻选择正规的大医院或正规专

▲ 备孕夫妻应在准备要宝宝后做孕前检查。

科医院，还要提前了解一下医院妇产科的医疗和服务水平，看他们是否能够提供人性化的围产期医疗保健服务，并了解一下备选医院的环境，如做检查和就诊区域之间的距离是否很近，就诊区域的环境是否舒适等。备孕夫妻可以通过网上查询、亲自到医院咨询或是咨询已生育过的朋友等方式，对备选医院的安全性和环境舒适度作全面、深入的了解。

交通情况。在选择医院时，交通的便利性也是一个需要考虑的因素。如果孕妈妈去医院做检查时路上经常堵车，耽误了检查时间，会直接影响到孕妈妈的心情。因此，在选择医院时，备孕夫妻一定要考虑到孕前产检时路上堵车是否严重，路途是否遥远，到医院后是否有停车位等问题。

医生、护士的态度。备孕夫妻还应考察一下医生、护士的态度是否热情，若医生、护士的态度冷淡，会影响备孕女性日后做检查的心情。

经济条件。最后，备孕夫妻还要考虑一个极为关键的因素，那就是家庭的经济条件。建议备孕夫妻根据自身的经济能力来选择医院，千万不要为了盲目攀比而选择最贵的医院，这不仅会加重经济负担，也会让夫妻双方产生很大的心理压力。

3. 备孕夫妻孕前身体检查清单

很多备孕夫妻以为，做好孕期检查就已经尽了父母的本分，如今，这种观点已经落伍啦！优生的检查已经被提到了孕前。备孕夫妻在确定要宝宝之后，都应该去医院做一次全面的孕前身体健康体检。下面，就一起来看看备孕夫妻在孕前要做的体检项目吧！

表2-1：孕前检查项目表

检查项目	检查对象	检查目的	检查方法	参考价格
外阴部检查	备孕女性	观察外阴部是否有炎症、伤痕，阴道前后是否膨出，是否有子宫脱垂或尿失禁现象	直接观察法	10元左右
宫颈检查	备孕女性	检查女性宫颈是否异常，宫颈糜烂程度	宫颈涂片或者阴道镜	100元左右
子宫附件检查	备孕女性	检查是否患有子宫肌瘤、盆腔炎或囊肿等	妇科B超	100元左右

续表2-1

检查项目	检查对象	检查目的	检查方法	参考价格
白带常规检查	备孕女性	检查白带是否异常，以便进一步确诊是否患有阴道炎、宫颈炎等疾病	取验阴道内白带	30元左右
Torch	备孕女性	检查弓形虫、巨细胞病毒、风疹。怀孕后孕妈妈感染风疹病毒的概率很高，一旦感染，会导致流产和胎儿畸形	静脉抽血化验	全套240元左右
染色体检查	备孕女性	检查遗传性疾病，避免将疾病遗传给下一代	静脉抽血化验	110元左右
肝功能	自身为肝炎患者的备孕女性	检查肝炎的程度是否会对怀孕后的胎儿造成影响，肝炎病毒是否会直接传染给宝宝等	静脉抽血化验	70元左右
ABO溶血	血型为O型的女性，丈夫为A型、B型，或者有不明原因的流产史的夫妻	避免宝宝发生溶血症	静脉抽血化验	25元左右
尿常规	备孕女性	对备孕女性的尿道系统加以检查，能够尽早了解是否有异常	尿液化验	10元左右
内分泌	备孕女性	诊断是否患有月经不调等卵巢疾病	静脉抽血化验	全套300元
口腔检查	备孕女性	检查牙齿是否健康，以便尽早治疗	看牙医	100～1000元
精液检查	备孕男性	了解备孕男性精子的数量、活力、存活力、是否畸形等，并可辅助诊断男性生殖系统疾病	精液化验	80～150元

　　以上几项孕前检查项目都十分简单，几乎所有医院妇产科都可以做，只要花费半天时间就可以完成，适合于每对备孕夫妻。其他还有一些特殊的检查，备孕夫妻可以依据自身情况向医生咨询是否需要做。总之，为了下一代，孕前检查对备孕夫妻来说是一道必须执行的命令。

二、孕前口腔检查，
助你安全度过孕期

　　孕前口腔检查，是备孕女性不可忽略的一件事。孕前去医院看看牙，保证牙齿的健康，也是女性安全度过孕期的前提之一。一般来说，女性孕前应进行下列口腔检查：

1. 牙龈炎和牙周炎

　　女性在怀孕后，体内的雌激素水平明显上升，这会导致女性牙龈中血管增生，血管的通透性增强，易引发牙龈炎，即"妊娠期龈炎"。

　　研究显示，孕前未患牙龈炎的女性，怀孕之后患妊娠期龈炎的比例和严重程度均小于在孕前就有牙龈炎或是牙周炎症状的女性；而在孕前就患有牙龈炎或是牙周炎的女性，怀孕后炎症会加重，牙龈出现增生、肿胀、出血显著，个别的牙

　　保持牙齿健康是女性安全度过孕期的前提之一。

龈还会增生至肿瘤状，这被称做"妊娠期龈瘤"。孕妈妈患妊娠期龈瘤后，牙齿极易出血，严重时还会对饮食造成影响。

　　女性在孕前患有中、重度的牙周炎，若不治愈，怀孕后生出早产儿和低体重儿的概率也会大大增高。因此，女性在孕前一定要做好牙龈炎和牙周炎的检查和系统治疗。

2. 蛀牙

孕期生理的改变、饮食习惯的变化以及对口腔护理的疏忽，常常会加重蛀牙病情的发展。一旦发生急性牙髓炎或根尖炎，不但会给孕妈妈带来极大的痛苦，而且服药不慎还会给胎儿带来不利影响。

另外，女性患有蛀牙，怀孕后生出的小宝宝患蛀牙的可能性也会大大增加，原因之一就是母亲是婴儿口腔中蛀牙细菌的最早传播者。

🍎 科学的饮食也是保持牙齿健康的重要途径之一。

因此，女性在孕前一定要做好牙齿检查。及时治疗蛀牙，无论是对自身还是对未来宝宝，都是大有裨益的。

3. 阻生智齿

阻生智齿是指口腔中最后一颗磨牙（后槽牙）由于受颌骨和其他牙齿的阻碍，无法完全萌出，导致部分牙体被牙龈覆盖，以下颌第三颗磨牙最为常见。阻生智齿的牙体和牙龈之间存在较深的间隙，易积留食物残渣，导致细菌滋生、繁殖而引起智齿冠周炎。

由于智齿多在 18 岁以后萌出，且智齿冠周炎又最容易发生在 20 ~ 35 岁，这个年龄段刚好是大多数女性怀孕的时间，因此要想在孕期防治此病的发生，应在孕前将口腔中阻生智齿拔除。

4. 口腔卫生

孕期口腔常见病和女性口腔卫生状况密切相关，女性一旦下定决心要个宝宝，在孕前一定要到口腔科做一次彻底的口腔检查，并接受医生的健康指导，比如如何正确地刷牙，如何正确地使用牙线以及孕前若患有口腔疾病，何时进行治疗才安全，以保证孕期牙齿健康。

三、种好疫苗再怀孕

对于某些传染性疾病，最直接、最有效的方法就是注射疫苗。目前，我国还没有专门为女性设计的怀孕免疫计划，但专家建议备孕女性在孕前最好能注射以下几种疫苗：

1. 乙肝疫苗——孕前9~10个月注射

乙型肝炎的重要传播途径之一便是母婴传播。一旦传染给宝宝，宝宝就会发展成慢性乙肝病毒携带者。因此，备孕女性提前注射乙肝疫苗十分重要。

注射时间：备孕女性最好从孕前 9 ~ 10 个月开始注射乙肝疫苗，即从第一针算起，在此后 1 个月注射第二针，在 6 个月时注射第三针。若备孕女性在 3 年前注射过乙肝疫苗，此时只需打一针加强针就可以了。

免疫效果：免疫率可达 95%，免疫有效期在 7 年以上。

幸"孕"提示：注射此种疫苗前先行在社康或医院做乙肝两对半检查。若无抗体则此种疫苗需注射 3 次才有效。乙肝疫苗不是活疫苗，孕期也可以用。

2. 风疹疫苗——孕前5~7个月注射

风疹病毒通过呼吸道传播，如果女性在怀孕的时候感染风疹病毒，有 1/4 的孕妈妈早孕期间会出现先兆流产、流产、死胎等严重后果，也可能会引发胎儿在出生后先天性畸形、先天性耳聋等。

注射时间：一般来说，备孕女性在孕前 3 个月注射风疹疫苗即可。但是，为了保险起见，建议备孕女性还是将风疹疫苗的注射时间提前到孕前 5 ~ 7 个月为好，这样可以给自己留下充足的时间。如果风疹病毒抗体消失，备孕女性还能在孕前 3 个月再次注射。

另外，备孕女性应在注射疫苗两个月后确认体内是否产生抗体。

免疫效果：疫苗注射的有效率约为98%，可达到终身免疫。

幸"孕"提示：注射之前先去医院抽血检验看看自己是否已经有抗体，若有则不用注射。

3. 水痘疫苗——至少在孕前3个月注射

孕妈妈在妊娠的不同时期感染水痘，会给自身和胎儿带来不同的危害。孕妈妈在孕早期感染水痘，可导致胎儿患先天性水痘或新生儿水痘；在孕晚期感染水痘，可能导致孕妈妈患严重的肺炎甚至威胁到孕妈妈的生命。

注射时间：建议没有接种水痘疫苗的备孕女性至少在孕前3个月接种水痘疫苗。

免疫效果：终身免疫。

幸"孕"提示：注射之前先去医院抽血检验看看自己是否已经有抗体，若有，则不用注射。如接种后就立刻发现怀孕，要请医生进行密切的产检追踪观察，以确保没有问题。

4. 甲肝疫苗——至少在孕前3个月注射

甲肝病毒可以通过饮食、水源进行传播，而孕妈妈在妊娠期内由于内分泌的改变和营养需求量的增加，导致肝脏负担加重，对病毒的抵抗能力减弱，极易受到感染。

注射时间：建议经常出差或经常在外边吃饭的备孕女性至少在孕前3个月接种甲肝疫苗。

免疫效果：免疫时效可达20~30年。

5. 流感疫苗——孕前3个月注射

如果准备怀孕的前3个月刚好是在流感疫苗注射期，则可以考虑注射流感疫苗。注意，如果备孕女性对鸡蛋过敏，则不宜注射此疫苗。

注射时间：南方地区每年11月底或12月初，北方地区每年的10月底或11月初。

免疫效果：免疫时效可达一年左右，但因为每期流感的病原菌类型不同，也不能单单靠打一次流感疫苗就能预防所有流感，也要平时多运动，注意劳逸结合，注意饮食等。

四、做好TORCH检查，
孕育优质宝宝

　　备孕夫妻只有在孕前将一切风险降到最低，将一切疾病扼杀在"摇篮"之中，才能为宝宝日后的健康撑起一片蓝天。备孕夫妻除了要提前看牙、注射疫苗外，还需要做好TORCH 检查。

1.何谓TORCH检查

　　TORCH 检查的中文名为"优生项目检查"，又名"优生五项""致畸五项"。1971 年，美国学者经研究，将引起孕妇子宫内胚胎感染而导致流产、发育异常以及先天性畸形的病原体英文名词的首字母组合在一起，便有了 TORCH 一词。

　　TORCH 是一组病原体，T 是弓形虫的字头（Toxoplasma），O 是其他病原体（Others），R 是风疹病毒（Rubellavirus），C 是巨细胞病毒（Cytomegalovirus），H 是疱疹病毒（Herpesvirus）。备孕女性在孕前应进行 TORCH 检查，以确认自己的免疫状态良好，做到明明白白怀孕，安安全全优生。

优生五项检查能大大降低孕育畸胎的概率。

2. TORCH的危害

TORCH 的英文含义是"火炬",以此提醒人们对母婴传播疾病的重视。那么,TORCH 对怀孕究竟有什么样的危害呢?一起来看看吧!

❤ 弓形虫(T)

备孕女性感染了弓形虫后,自身的症状一般较为轻微,但却可通过胎盘将弓形虫传播给胎儿,给胎儿的健康带来不利影响。

感染发生在孕前期时,多会引起流产、死产或生下没有生活能力及发育有缺陷的宝宝;感染发生在孕中期,多会出现早产、死胎或产有严重的脑、眼疾病的宝宝;感染发生在孕晚期,胎儿发育正常,但会出现早产或宝宝出生后出现不良症状。

孕前备孕女性要避免接近宠物,尤其是猫,以免感染弓形虫。但备孕女性如果真的感染了弓形虫,也不要太过紧张,因为服用药物也可治疗弓形虫。磺胺嘧啶和乙胺嘧啶是治疗弓形虫病的特效药,但妊娠头 3 个月内的孕妈妈不宜服用乙胺嘧啶。此外,氯林可霉素也可用于治疗弓形虫病。受到感染的孕妈妈在孕期至少应检测 3 次,必要时也可采取手术终止妊娠。

❤ 其他病原体(O)

这类病毒主要是通过性传播引发女性尿道炎、膀胱炎、宫颈炎、子宫内膜炎等,导致流产、早产、胎膜早破、宫内发育迟缓等,严重的话,还会导致女性不孕。

建议备孕夫妻在孕前应注意了解健康知识,注意性卫生,则可以有效防止此类病毒的感染。一旦感染此类病毒,应注意及时治疗。

💗 风疹病毒（R）

我国绝大多数女性都感染过风疹病毒，且具有一定的免疫力，即便如此，备孕女性仍要在孕前 6 个月注射风疹疫苗，因为妊娠期间孕妈妈感染风疹病毒会导致流产、胎儿畸形甚至死胎。其感染的严重程度取决于感染的时间，若在妊娠前 8 周感染，会导致流产率达 20%；若是妊娠 12 周感染，则会导致胎儿受到感染引发严重的后遗症，如心脏缺陷、糖尿病、神经性耳聋等。

💗 巨细胞病毒（C）

巨细胞病毒的感染和女性日常的生活有关，如接触过猫、狗等宠物，进食半熟的鱼肉等，曾经有过输血或进行过器官移植，有过低热经历，皮肤长期出现红斑、皮疹等。女性感染这些病毒后，大多无典型症状，但这些病毒却会直接传播给胎儿，给胎儿的健康带来严重危害，严重者可导致宫内死胎和新生儿死亡。

宝宝感染巨细胞病毒的途径为：在孕妈妈分娩过程中，新生儿在经过孕妈妈产道时接触到巨细胞病毒而感染；通过母乳喂养感染；通过多次输血感染。一般新生儿感染巨细胞病毒之后没有过多的不良反应，但早产儿和体弱儿若感染巨细胞病毒，可能会导致神经肌肉受损。

💗 单纯疱疹病毒（H）

单纯疱疹病毒感染较为常见，感染途径主要通过分泌物和与易感染的人密切接触有关。孕妈妈在妊娠期间感染了单纯疱疹病毒，可引起胎儿先天性感染，严重的话还会导致胎儿死亡。新生儿感染单纯疱疹病毒后可能会引起中枢神经系统感染和内脏感染。

3. 如何看懂TORCH血清学检验报告单

孕前做 TORCH 检查可以了解备孕女性在孕前对弓形虫、风疹病毒、巨细胞病毒、单纯疱疹病毒等病毒的免疫情况，并根据结果推算孕后胎儿发生功能感染、发育异常乃至先天性畸形的概率，从而给备孕女性更好的孕前及孕期指导，尽量减少可避免的一些严重后果，最大可能地让备孕女性生出个健康宝宝来。

目前，医院主要采用酶联免疫法测定血清抗体的方法来诊断备孕女性是否感染了这五种病毒。那么，如何看懂 TORCH 血清学检验报告单，清楚地知道自己的检测结果呢？下面就告诉你一个小妙招。

TORCH 筛选包括 IgG（以往感染 TORCH 的情况）和 IgM（近 1 ~ 2 月感染 TORCH 的情况）两种抗体。

一般来说，如果 IgG 呈阳性，则表示备孕女性过去被感染过，目前对胎儿不会造成太大影响。如果 IgM 呈阳性，则表示备孕女性近 1 ~ 2 个月被感染，可能会导致胎儿畸形。在我国育龄妇女中，大部分女性的风疹和巨细胞病毒 IgG 为阳性。所以有的备孕女性一看到报告单上有阳性，就有点紧张害怕，现在你了解了这些知识就可以避免不必要的担心哦！

PART 03

孕前疾病早治疗：
扫清障碍好受孕

Healing Diseases
Before Pregnancy

疾病是优生的一大杀手，

在备孕夫妻积极"造人"的紧要关头，

哪怕是一点普通的疾病都可能会带来意想不到的后果——

流产、早产、胎儿畸形……

要想孕育出健康、聪明的优质宝宝，

备孕夫妻双方的身体健康是首要前提。

因此，只要备孕夫妻有身体不适，

都应该尽快去医院积极治疗，

只有将疾病治疗好后才可以怀孕哦！

一、妇科疾病：
治好疾病，清清爽爽受孕

　　前面已经讲过，不少妇科疾病是导致女性不孕的元凶，就算有幸怀孕，这些疾病也很可能会对胎儿的健康发育带来威胁。因此，备孕女性若患有妇科疾病，一定要在孕前积极配合治疗，这样才能确保未来宝宝的健康。

1. 阴道炎

　　大多数女性都患过或存在阴道炎症，但很多人对其并不重视。殊不知，备孕女性在患有阴道炎症的情况下怀孕，很可能助长了霉菌生长，使原有的炎症更加严重。如备孕女性患有霉菌性阴道炎、滴虫性阴道炎，则很可能会逆行感染，至宫腔影响胎儿生长发育，严重时可出现流产、早产、死胎等情况，即使妊娠可延长至孕足月，则在分娩时很可能会感染胎儿，导致新生儿的一些感染性疾病，同时产妇本身在产后亦容易伤口感染、患盆腔炎等。

　　幸"孕"提示：备孕夫妻要留心双方的性生活中是否有异常情况出现，如性交后阴道是否出血等。如果存在类似的异常情况，则应尽快去医院检查，早发现，早治疗，在身体状况允许的情况下再去受孕。

2. 盆腔炎

　　盆腔炎主要是指女性盆腔器官的一类炎症性疾病。备孕女性患有盆腔炎则很可能会导致输卵管粘连阻塞，从而引发不孕；还会对受精卵的运行造成障碍，引起宫外孕，对备孕女性的身体健康和生命安全造成极大的威胁。即便能够顺利怀孕，也可能会使宫内胎儿受到感染而影响健康发育。

幸"孕"提示：备孕女性应在孕前先治愈急性盆腔炎，无明显异常时再怀孕。一般来说，在临床痊愈后，无服药的第 2 个月经期就可怀孕。

3. 宫颈糜烂

宫颈管的上皮细胞可以分泌宫颈黏液，备孕女性宫颈黏液的质地及分泌量关系到男性精子能否通过宫颈进入宫腔。

宫颈糜烂是由于损伤或病原体侵入而引起的一种慢性炎症，根据病变范围可以分为轻度宫颈糜烂、中度宫颈糜烂和重度宫颈糜烂。轻度宫颈糜烂大多没有明显的症状；中、重度宫颈糜烂的症状多为白带增多，呈白色黏稠状或淡黄色脓性，也可能有血性，有的还会伴有腰骶部痛及下腹坠胀。

备孕女性患有中、重度宫颈糜烂时，由于炎症的影响，会导致阴道内环境改变，宫颈分泌物增多，质地黏稠，且含有大量的白细胞，不利于精子穿透并对精子的活动、活力产生不利影响，故而导致不孕。

幸"孕"提示：备孕女性若患有宫颈糜烂，根据病情，必要时应积极治疗，一般来说，备孕女性在治疗开始至完全愈合需要 4 ~ 8 周的时间。治愈后可怀孕。

4. 卵巢肿瘤

卵巢是女性体内重要的性腺，也是肿瘤的多发部位，不过卵巢肿瘤多是良性。

在临床上，妊娠合并卵巢肿瘤较为常见，在妊娠期对女性有较大危害。妊娠合并卵巢肿瘤者，在孕早期可能因肿瘤占位影响妊娠子宫而引起流产；孕中期由于子宫位置改变易发生卵巢囊肿蒂扭转而病变为急腹症，需要手术治疗；若备孕女性所患肿瘤较大，孕晚期则可导致胎位异常，或是在分娩时造成产道梗阻难产。

幸"孕"提示：备孕女性如果在孕前检查发现了卵巢肿瘤，有手术指征者应治疗痊愈 3 个月后再怀孕；暂无明确手术指征者，则应向医生咨询后再决定能否怀孕。

二、性传播疾病：无法言说之痛

性传播疾病是一个隐晦的话题，一些患有性传播疾病的男性或女性常常因为羞于启齿，而使之成为无法言说之痛。殊不知，性传播疾病对生育有着极大的伤害，它们大多数可以传染给胚儿，并且大多数的性传播疾病治疗困难，对患者身体及心理的伤害大。对此，备孕夫妻一定要高度重视，在孕前要积极治疗，待疾病彻底治愈后方可怀孕。

性传播疾病患者，一定要在疾病彻底治愈后方可怀孕。

1. 尖锐湿疣

尖锐湿疣常常与其他性传播疾病同时存在，所以需要在医治时检查完全、医治彻底。一般产生在外阴部的尖锐湿疣，如果湿疣较小，备孕女性就无须过分担心，因为这种情况下，治疗较容易，易彻底治疗，治愈后并不影响受孕；如果湿疣较大，尤其是当子宫颈上的湿疣汇集成团，梗塞在子宫口处，影响精子的运行时，则会影响受孕且会交叉感染，所以需要治愈后再行怀孕。

若孕妇患尖锐湿疣，因为怀孕期外生殖器充血，且机体免疫功能也有所改变，会使尖锐湿疣发展较快，体积增大迅速，数目增多，有时候疣体太多会妨碍胎儿经阴道生产，并且胎儿经阴道生产时还有可能发生感染。

幸"孕"提示：备孕夫妻任何一方患有尖锐湿疣时，一定要在孕前进行及时、彻底的治疗。另外，尖锐湿疣在去除后是极易复发的，因此备孕夫妻即便治愈此病，也要观察3～6个月再怀孕。

2. 生殖器疱疹

生殖器疱疹是一种常见的性传播疾病，对人们的日常生活和生殖健康有着极大的影响。女性若在妊娠期患上此病，则可通过胎盘引起胎儿病毒血症、宫内发育迟缓、流产、早产及死产等。

幸"孕"提示：备孕夫妻在怀孕前一定要做个全面的身体检查，明确身体状况，一旦发现患有此病，最好选择治愈后再怀孕。如果生殖器疱疹经治愈后半年没有复发，夫妻双方即可考虑怀孕。

3. 淋病

淋病是一种常见的性传播疾病。男女双方若有一方患淋病，即可通过性生活将此病传给对方。

如果女性在孕前患有淋病，开始病变主要为尿道和子宫颈发炎，如果没有及时彻底治疗，会继续上行感染，发生子宫内膜炎、输卵管炎、盆腔炎等，从而造成不孕。

如果女性在妊娠期感染淋病，则会引发胎膜早破、流产、早产或胎死宫内。在分娩过程中，胎儿通过患者产道时也可能被感染，从而引发新生儿淋菌性结膜炎，如不及时治疗或治疗不当，可致失明。

幸"孕"提示：备孕夫妻若有一方患有淋病，则应及时到正规医院彻底治疗后再生育。

4. 梅毒

梅毒是仅次于艾滋病的对人体伤害最大的性病，它会造成流产、早产、新生儿先天梅毒、死胎等。更为可怕的是，一些隐匿性梅毒患者本身对这一病情却全然不知，导致疾病传播给他人。

幸"孕"提示：计划怀孕的备孕夫妻一定要在孕前3个月去医院做相关的检查，做到早发现、早治疗。

5.软下疳

软下疳是一种性传播疾病，主要通过不洁的性生活传染。软下疳对女性生育有着极大的危害。

备孕夫妻若有一方患有软下疳，若不及时治疗，则可能会引发一系列的炎症，严重时会导致生殖器官受损。女性若是在妊娠期感染软下疳，则可能会导致胎儿畸形或是引发流产等。

幸"孕"提示：备孕夫妻若有一方患有软下疳，一旦计划怀孕，就应到正规医院做相关诊治，治愈后再生育。

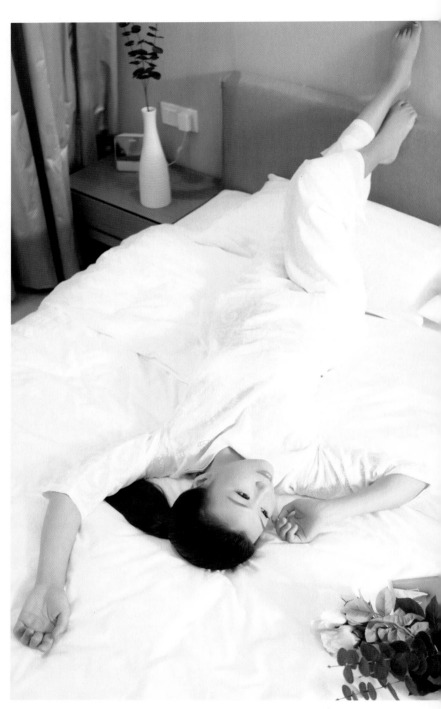

三、常见病：
做好预防，将疾病挡在门外

备孕夫妻都希望自己以最佳的身体状态来迎接怀孕，给未来的小宝宝创造一个良好的生长环境。但人生不如意之事十有八九，一些备孕夫妻总是被大大小小的疾病所纠缠，稍不注意，就有可能给自己和未来的宝宝带来极大的危害。

正所谓"优生优育始于孕前"，对于一些常见病，只要备孕夫妻在孕前做好防治，就能够很好地将疾病挡在门外。

1. 痔疮

备孕女性若患有痔疮，最好在怀孕前治愈。因为怀孕后，一部分备孕女性会出现便秘等症状，而先前患有痔疮的备孕女性若没有治愈，怀孕后会导致病情加重，使排便更加困难，严重时还会出现血栓疼痛的症状，那时再去治疗，就比较麻烦了。

幸"孕"提示：患有痔疮的备孕女性在计划要宝宝的时候，就应该尽快去医院将痔疮治疗好。如果进行了手术治疗，则要在痔疮手术一个月后复查没有异常的情况下才能准备怀孕。

2. 结核病

肺结核具有发现晚、病情重、发展快、排菌多等特点，具有极强的传染性。女性若患有结核病，可直接传染给胎儿。

幸"孕"提示：患有肺结核的女性，在怀孕前一定要先治愈肺结核，等病灶稳定2～3年且不需用抗结核药物治疗后，才可以考虑怀孕。

3. 乙肝

　　乙肝女性患者是可以生育的，不过，首先要做好孕前检查，把握好时机。一般认为，如果乙肝患者肝功能检查保持半年以上正常，身体感觉良好，体力充沛，食欲正常，就能够怀孕。而如果检查结果显示乙肝病毒复制指标（乙肝病毒 e 抗原、乙肝病毒脱氧核糖核酸）为阴性时，备孕女性怀孕会更好。

　　如果备孕女性是病毒携带者，长期随访检查肝功系列始终正常，B 超检查不提示肝硬化，也可以考虑怀孕。

　　如果备孕男性是乙肝患者，其肝功能正常且稳定，配偶又有保护性抗体（抗 - HBs），生育就没有问题。但如果备孕女性缺乏保护性抗体，则需注射乙肝疫苗，使其产生保护性抗体之后再怀孕。

　　如果备孕男性肝功能异常，只要乙肝病毒 DNA 浓度不高，即呈阴性，是不会影响精子质量的。

　　如果备孕男性患有"大三阳"，正处于乙肝病毒活动期，其精子中乙肝病毒 DNA 浓度较高，则可能让后代成为乙肝患者或是乙肝病毒携带者。建议备孕男性最好推迟生育时间，积极进行治疗，控制一下病情再开始准备怀孕。

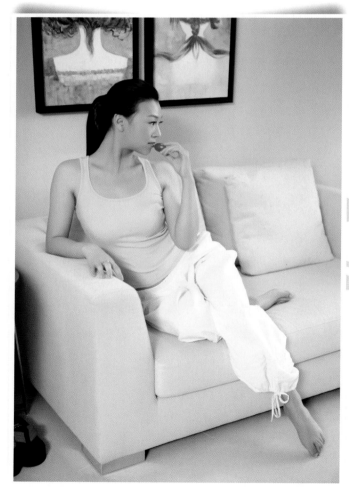

4. 急性肾炎

患有急性肾炎的备孕女性，若能够得到及时、合理的治疗，大多可以逐渐好转直至康复，并能怀孕。但若孕妈妈在妊娠期患有急性肾炎，则很容易引发流产及早产，若同时伴有高血压，则很有可能会引发死胎。另外，妊娠会让肾炎加重，导致病情恶化。

幸"孕"提示：患有急性肾炎的备孕女性，一定要到医院将肾炎治愈再考虑怀孕。另外需要注意的是，急性肾炎恢复的时间长短不一，因人因病而异，所以要定期去复查，在医生认为身体恢复的情况下再受孕。一般即便是在非常顺利的情况下，也需要两年的时间肾功能才可以完全康复。

5. 甲状腺机能亢进

甲状腺机能亢进症简称"甲亢"，是因甲状腺分泌甲状腺素过多或因甲状腺激素在血液循环中水平增高所引起的一组内分泌疾病，其症状为多食、多汗、大便次数多、心悸和体重减轻，基础代谢率增高。患有甲状腺机能亢进者，应经医生诊断后再决定是否怀孕。

轻、中型的甲亢患者是完全可以生育的，严重的甲亢患者则需治疗一段时间后再怀孕。备孕女性在检查后，经内分泌科和产科医生的同意，认为其能够怀孕，备孕女性此时便可以考虑怀孕。需要注意的是，女性在受孕成功后，在孕期一定要定期检查，测定甲状腺受体抗体 (TRAb) 的浓度，及时了解胎儿的发育情况，若稍有异常情况应及时向医生反馈，以便及时采取措施。

一般来说，患有甲元的女性对妊娠没有太大影响，而且，由于妊娠时孕妈妈体内的黄体酮增加，反而会导致其甲亢症状减轻；但一旦中止妊娠或分娩后，甲亢的症状还有可能加重。

幸"孕"提示：患有甲亢的备孕女性应在医生的指导下进行合理的治疗，要注意休息，适当增加营养，坚持服用抗甲状腺药物，定期检查甲状腺功能——切忌用同位素检查。同时，备孕女性在服用药物的过程中，要注意药量不要过多，因为这会导致胎儿产生先天性甲状腺功能减退，发生先天性呆小症。

备孕女性若贫血，可多吃红枣等补血、补铁的食物。

6. 缺铁性贫血

女性患有缺铁性贫血，妊娠期易并发"妊娠高血压综合征"，严重的话，还会导致孕妈妈心力衰竭，对孕妈妈的生命造成威胁，而且还有可能使子宫缺氧、缺血，导致胎儿生长受限、并发早产、死产和低体重儿的概率增加等。

幸"孕"提示：缺铁性贫血、营养不良性贫血在补充铁剂及营养后，很快就会得到改善。但由于慢性失血造成的贫血，如月经过多、痔疮等，应孕前进行积极治疗。

四、遗传性疾病:
莫将疾病延续给下一代

我们都知道,有很多疾病都有遗传的"倾向",但备孕夫妻也无须过分担心,只要未雨绸缪,孕前做好防治工作,就有可能阻断它在未来宝宝身上的延续。

1. 高血压病

高血压是一种有遗传倾向的疾病,因此,准备怀孕的女性,尤其是家族有高血压史者,在准备怀孕时一定要测一下血压。如果备孕女性已经知道自己患有慢性高血压,那么在怀孕之前,必须经过心血管专家的全面检查后方可决定能否妊娠。掌握备孕女性在妊娠前血压的状况,心脏、肾脏是否受到影响,眼底有无异常,对妊娠期间母子的健康安全十分重要。

备孕女性若是患有早期高血压病,且没有明显的血管病变,一般都可以怀孕。备孕女性在怀孕后要认真接受检查监护,注意血压的检测及治疗等,以减少流产、早产、宝宝发育迟缓等发生的概率。

2. 糖尿病

糖尿病是多基因遗传病、代谢性内分泌疾病,有家族遗传的倾向。糖尿病可以引起全身性系统代谢和功能的异常。备孕女性在怀孕后很可能会尿糖增加、血糖增高,若患有糖尿病的话,则在妊娠期易发生酮症酸中毒。

另外,糖尿病所致的血糖升高和糖代谢紊乱会引起很多并发症。患有糖尿病的女性患妊娠高血压综合征的概率是正常孕妇的 4 ~ 8 倍，且病情较为严重；也较易发生感染，严重者还会发展为败血症，流产早产的可能性较大；对于胎儿来说，易出现巨大儿，胎儿畸形等，若出现巨大儿，分娩时常发生宫缩无力、产程延长或者产后出血等。

建议患有糖尿病的备孕女性在孕前应去找内分泌和产科医生做相关咨询和检查，若经过检查，认为可以怀孕之后再行妊娠较为稳妥；若出现了计划外的怀孕，且又很想要这个宝宝，则需找专科医生进行咨询权衡利弊后，在内分泌科和产科医生的共同监护下妊娠。

3. 心脏病

心脏病不会对受孕率造成影响，但患有心脏病的备孕女性怀孕后一旦发生心脏衰竭，可因缺氧而引起子宫收缩而发生早产，缺氧还会导致胎儿宫内发育迟缓或胎儿窘迫。

幸"孕"提示： 凡是平时感觉呼吸困难、容易感到疲劳、心慌心悸的备孕女性应在怀孕前去医院检查一下心脏，一旦确诊为心脏病，则应在怀孕前积极治疗。症状不严重的心脏病患者，可以向医生咨询能否怀孕，在征得医生同意后，备孕女性应选择有心脏病专业医生的医院就诊，在医生的指导下怀孕。

另外，先天性心脏病有一定的遗传倾向，为了避免宝宝患上先天性心脏病，患有先天性心脏病的备孕女性一定要谨慎怀孕，怀孕后需要在怀孕中期进行胎儿心脏超声检查，了解胎儿的心脏情况。

PART 04

孕前营养积累：让备孕夫妻"孕"力十足

Nutrition Accumulation
Before Pregnancy

孕前准备工作没有做，

天天加班喝咖啡、浓茶，还生病吃着药，

突然间发现自己意外怀孕了，

这"意外的惊喜"到底是要还是不要呢？真是纠结啊！

最近身体虚得很，宝宝却意外造访，

不知道这虚弱的身子能否提供两个人的养分。

未来母子的健康和安全真是让人担忧。

……

孕前没有做好充足的营养准备，心里不免有些忐忑。

怀孕绝对不是只有怀胎的十个月才重要，

孕前的准备也同样关键。

一、怀上最棒胎儿，
要从孕前积累营养

生一个活泼健康的孩子是每一对夫妻的愿望。要想实现这个愿望，夫妻双方从孕前就要开始注意调节饮食，做好孕前营养准备。这是为什么呢？

1. 良好体质是胎宝宝健康成长的基础

在孕前，夫妇双方都要具有良好的营养状况、拥有健康的体质，才能产生高质量的精子和卵子，为受精卵的良好发育打下基础。同时，在人生的各个时期中，没有哪个阶段像胎儿这样依赖于母体，母体的营养与胎宝宝的发育密切相关。

胎儿的营养完全依赖于母体的供给，母体的不良健康状况将对胎儿的健康造成巨大影响。女性孕前营养不良，体内各种营养素就会储备不足，如果怀孕后又不能及时补充，胎儿则无法从母体中摄取足够的营养素，其发育就会受到限制，很容易出现

🦋 孕前夫妻双方健康的体质是打造高质量受精卵的基础。

胎儿宫内发育迟缓等，其可严重危及宝宝的心、智、体各方面的健康，甚至有的会由于母体孕前缺乏维生素 A 或锌而导致胎儿畸形。此外，孕前营养不良的女性可能会发生乳腺发育不良从而导致产后泌乳不足，影响到新生儿的喂养。

平时营养差的女性，怀孕后必然体质差。即使孕后加强了营养，但由于胎儿的营养需求，孕妇的体质也不可能有明显的增强，待到临产时往往不易承受分娩所需的大量体能消耗，致使分娩时产力弱、子宫收缩无力、产程延长，甚至造成难产，给产妇、新生儿带来危险。

2. 孕早期的营养补给有赖于孕前储备

胎儿大脑和神经系统的发育自妈妈怀孕后 3 个月已经开始，并且一直延续到孩子的青春期为止，其中最关键的是妈妈怀孕 3 个月这一阶段。在这个时期内，胎儿的各个重要器官心、肝、肠、肾等都已经分化完毕，并初具规模，大脑也开始急剧发育。因此，在这个关键时期，胎儿必须从母体内获得充足而全面的营养，特别是优质蛋白质、脂肪、矿物质、维生素、铁、叶酸等。这些物质一旦不足，就会妨碍胎儿的正常发育。研究证明，如果孕期母亲患缺铁性贫血、叶酸缺乏等都可能导致胎儿出生的缺陷，造成脑及神经管畸形，从而影响生命质量等。

怀孕后的 1 ~ 3 个月，恰恰是孕妈妈容易发生早孕反应的时期。在孕早期，约有半数以上的孕妈妈会出现恶心、呕吐、不想进食等早孕反应，大大影响了营

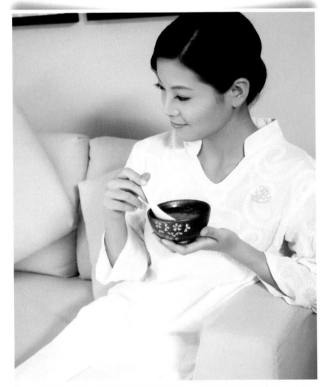

孕早期，绝大多数妈妈会有早孕反应，所以应从孕前有意识地进行营养储备。

养的摄取。因此，妊娠早期胎儿的营养来源，很大部分只能依靠母体内的储备，即怀孕前一段时期的营养储备。而且，有的营养成分只能依赖母体的储存，无法即用即摄入。

所以，为了让胎宝宝的"粮袋"丰盈，备孕女性不妨从孕前开始有意识地进行营养储备吧！

如果孕妈妈孕前对饮食不加注意，暴饮暴食，喝咖啡、浓茶、可乐等刺激性饮料，甚至服用一些致畸药物，将有可能对胎儿造成难以弥补的伤害。

总之，从怀孕前三个月就开始母体的营养储备，是优生优育的"必修课"。想要怀上最棒的胎儿，就一定要从孕前开始好好准备！

二、孕前体重调适，
让你的孕期更顺利

"怀孕前能多吃点儿就多吃点儿，身体棒棒的，生出的宝宝才会更健康。"在备孕阶段，经常会听到老一辈人对年轻夫妻这样说，结果，一段时间过去，备孕女性却吃入了"微胖界"。孕前被婆婆养得白白胖胖的，的确是一种幸福，但是将来的胎宝宝可不喜欢体重超标的妈妈哦！

1. 你的体重影响你的"孕"力

孕前体重直接影响备孕女性的"孕"力，体重过轻或者过重都是不利于受孕的。就算怀上了，对胎儿也可能会产生不利影响。

♥ 太瘦——易在孕早期流产

如今的审美观念是以瘦为美，有道是"楚王好细腰，宫中多饿死"，为了变瘦，爱美的女性们常常表现出大无畏的精神，勇于尝试各种稀奇古怪的减肥方法，殊不知，很多减肥方法是以牺牲健康为代价的。这些成功减重的瘦弱女性要想以这种不健康的身体去受孕，当然是非常不可取的。

因此，为了孕期的安全，备孕女性切勿胡乱减肥，而体重过轻的备孕女性最好在孕前开始均衡营养，加强锻炼，提高身体的素质。身体状况改善了，体重也会自然而然地达到正常的标准。

❤ 过胖——易生出缺陷宝宝

现代人生活条件好了，大鱼大肉成了家常菜，野菜、粗粮倒成稀式佳肴了，因此大街上的胖人越来越多，原发性高血压、高血脂症、糖尿病也摇身变成了现代人司空见惯的"富贵病"。

研究发现，孕前身体肥胖的女性产下缺陷宝宝的概率，要比体重正常的女性高得多。同时，肥胖的女性怀孕后，孕期并发高血压、糖尿病等的风险也会高出很多，这样将会给母婴的健康安全都带来威胁，并且下一代的相关发病率也会明显增加。

2. 根据体重指数评估你的体重是否达标

既然体重过轻或过重都不利于怀孕，那么，体重在什么范围才算正常呢？我们通常利用体重指数来衡量肥胖程度。

体重指数的计算方法为：

体重指数＝体重（千克）÷（身高（米））^{2}

如备孕女性的身高是 1.6 米，体重是 50 千克，那她的体重指数：50÷（1.6×1.6）≈ 20，体重指数 18.5～23.9 为正常范围值。因此，该备孕女性的体重属于正常范围。

表4-1：体重指数评估标准

体重指数	评估标准
18.5～23.9	体重正常
24～27.9	体重超重
≥28	肥胖
<18.5	体重过轻

3. 备孕男性也要控制体重

体重对于计划怀孕的男性来说一样很重要，合理的体重是衡量身体素质的一项重要指标，也是提高精子质量和生育能力的保证。与体重正常的男子相比，超重男子由于体内脂肪大量贮藏，造成阴囊脂肪堆积过多，精子生产受到影响，其精子密度较正常男子会降低 24%，并且肥胖可导致性欲减退和阳痿，影响生育和夫妻性生活的和谐。而体重过轻的男子，其精子密度比正常体重的男子会降低 36%，精子质量也大大下降。

4. 根据体重来调整饮食结构

既然体重直接影响着"孕"力，那么备孕女性需要在充分了解自身体重状况的基础上，适当调整饮食结构，给胎宝宝营造优质的子宫环境。

💗 体重正常者

按孕前膳食标准适当调整饮食结构，多摄入含优质蛋白的食品，如奶、蛋、瘦肉、鱼、虾、豆制品等。一日三餐都要保证，切不可不吃早餐，这是因为吃早餐可以避免血液黏稠、胆汁黏稠等危险，也可避免午餐进食过多，有助于养成良好的饮食习惯。从孕前3个月要开始服用多种维生素或叶酸补充剂。

💗 体重超重及肥胖者

过于肥胖的女性要想把体重减下来，应在保证营养平衡的基础上减少每日热量的摄入，以低热量、低脂肪的食品为主，适当补充优质蛋白，如鱼、豆制品、鸡肉、牛奶等，多吃蔬菜和水果。主食应占食品总摄入量的60%～65%，减少脂肪类食品的摄入量，如肥肉、内脏、蛋黄、植物油等。另外需要注意的是，减肥的目的是降低因肥胖而导致疾病的危险性，应在医生的指导下进行。准备近期怀孕的女性不宜使用药物减肥。

➡ 肥胖者应多吃鸡肉等低热量、低脂肪的食品。

➡ 肥胖者应减少内脏等高脂肪食品的摄入量。

💗 体重过轻者

体重过轻者，孕前应检查自己是否患有营养不良性疾病，如贫血、缺钙、缺碘、维生素缺乏等。如果有，需要在医师的指导下进行治疗；如果没有，自孕前3个月起，应补充多种维生素、矿物质和叶酸。同时保证合理均衡的膳食结构，适当增加碳水化合物、优质蛋白食品的摄入，脂肪类食品应按需摄取，不宜过多摄入，要多吃新鲜蔬菜和水果。纠正厌食、挑食、偏食的习惯，减少零食的摄入量。另外，还需检查是否存在潜在的疾病造成的营养不良，如血液病、心血管病、肾病、糖尿病、结核病等。戒烟酒及成瘾药物，如吗啡、大麻等。最好让体重达到标准后再怀孕。

三、备孕女性孕前需要补充的营养素

很多女性在得知自己怀孕后，才开始注意饮食的选择和营养的补充，其实，只重视怀孕后的饮食是远远不够的，孕前的饮食营养同样也不可忽视。做好孕前营养积累，可以让孕妈妈"孕"力十足。现在，就来看看孕前需要补充的营养素有哪些吧！

1. 测一测自己缺乏哪种营养

为了能生一个聪明健康的宝宝，备孕女性在孕前需要缺什么补什么。那么，如何了解自己的身体缺什么呢？可以根据下面的"营养素检测表"进行自测，再进行相应的饮食调整。

下面提到的一些症状，如果孕妈妈经常出现，则每一种得 1 分。很多症状出现的频率可能超过 1 次，因为这些症状是由多种营养素缺乏引起的。如果孕妈妈出现了红色标识的任何一种症状，则得 2 分。各种营养素对应的最高分值为 10 分，将孕妈妈所得到的分值记录在下面的得分栏里。

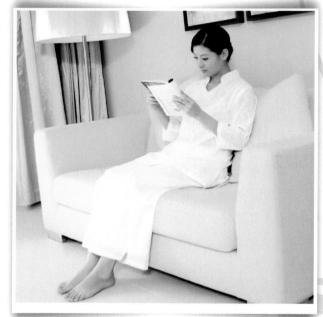

表4-2：营养素检测表

营养素	症状	得分
维生素A	⊙口腔溃疡　⊙频繁感冒或感染　⊙夜视能力欠佳　⊙皮肤薄、干燥 ⊙脸上经常冒痘痘　⊙有头皮屑　⊙经常腹泻　⊙有鹅口疮或膀胱炎	
维生素B$_1$	⊙肌肉松弛　⊙脚气病　⊙易怒　⊙注意力不集中　⊙眼睛疼痛 ⊙记忆力差　⊙胃疼　⊙手、脚部刺痛　⊙便秘　⊙心跳加速	
维生素B$_2$	⊙对亮光敏感　⊙眼睛充血、灼痛或沙眼　⊙舌头疼痛　⊙湿疹或皮炎 ⊙嘴唇干裂　⊙白内障　⊙头发过干或过油　⊙指甲开裂	
维生素C	⊙经常被感染　⊙经常感冒　⊙缺乏精力　⊙流鼻血　⊙伤口愈合缓慢 ⊙牙龈出血或过敏　⊙容易发生皮下出血　⊙皮肤出现红疹	
维生素D	⊙关节疼痛或僵硬　⊙肌肉抽搐、痉挛　⊙关节炎和骨质疏松 ⊙骨质脆弱　⊙背部疼痛　⊙龋齿　⊙脱发	
维生素E	⊙容易发生皮下出血　⊙轻微锻炼便筋疲力尽　⊙性欲低下 ⊙不易受孕　⊙皮肤缺乏弹性　⊙肌肉缺乏韧性 ⊙下肢静脉曲张　⊙伤口愈合缓慢	
维生素B$_{12}$	⊙缺乏精力　⊙肤色苍白　⊙头发状况不良　⊙湿疹或皮炎　⊙易怒 ⊙焦虑或紧张　⊙便秘　⊙肌肉松弛或疼痛　⊙口腔对冷或热过度敏感	
叶酸	⊙缺乏精力　⊙嘴唇干裂　⊙少白头　⊙湿疹　⊙焦虑或紧张 ⊙抑郁　⊙记忆力差　⊙胃痛　⊙食欲缺乏	
α-亚麻酸	⊙皮肤干燥或有湿疹　⊙有炎症，如关节炎　⊙头发干燥或有头皮屑 ⊙过度口渴或出汗　⊙经前综合征或乳房疼痛　⊙经常感染 ⊙原发性高血压或高脂血症　⊙记忆力差　⊙水分潴留	
铁	⊙肤色苍白　⊙舌头疼痛　⊙疲劳或情绪低落 ⊙食欲缺乏或恶心　⊙经血过多或失血	
钙	⊙抽筋或痉挛　⊙失眠或神经过敏　⊙关节疼痛或关节炎 ⊙原发性高血压　⊙龋齿	
锌	⊙味觉或嗅觉减退　⊙两个以上的手指甲有白斑　⊙经常发生感染 ⊙有伸张纹　⊙油性皮肤或者长痘痘	

　　计算每一种营养素的总分值。营养素所得的分值越高，说明孕妈妈对这种营养素的需求越大，就应该增加这种营养素的补充量。

2. 备孕女性孕前必补营养素

根据上表，备孕女性可以了解到自身缺乏何种营养素，从而能在日常饮食中做到缺什么补什么。下列营养素，是备孕女性必须要补充的，因为它们都是增强"孕"力不可缺少的原料。

先了解自身缺乏何种营养素，才能做到缺什么补什么。

叶酸：叶酸是胎儿生长发育不可缺少的营养素。若不注意孕前与孕早期补充叶酸，则有可能影响胎儿大脑和神经管的发育，造成神经管畸形，严重者可致脊裂或无脑畸形儿。研究发现：女性孕前3个月内每天补充400微克叶酸，可使胎儿发生兔唇和腭裂的概率降低25%～50%，先天性心脏病患儿概率降低35.5%。

铁：铁是人体生成红细胞的主要原料之一，孕前的缺铁性贫血很可能会殃及孕期，导致孕妈妈心慌气短、头晕力乏；导致胎儿宫内缺氧、生长发育迟缓、出生后易患营养性缺铁性贫血等。为了给自身及胎儿造血做好充分的铁储备，孕妈妈从孕前就应每天摄入15～20毫克的铁。

碘：碘是人体各个时期所必需的微

贫血的备孕女性可适当多吃猪肝等富含铁元素的食物。

海带等食物富含碘元素，缺碘的备孕女性要适当多吃。

量元素之一。孕前补碘比孕期补碘对下一代脑发育的促进作用更为显著。如孕前体内含碘不足，将直接影响人体甲状腺素的分泌，造成胎儿甲状腺素缺乏，出生后易发生甲状腺功能低下等症。人体的碘 80%～90% 来源于食物，备孕女性孕前每天需要补碘 150 微克。

锌： 锌在生命活动过程中起着转运物质和交换能量的作用，故被誉为"生命的齿轮"。备孕准爸妈宜多摄入富含锌的食物，为孕后胎儿的脑发育做准备。备孕女性每天需从饮食中补充 12～16 毫克的锌。

钙： 孕妈妈若钙元素摄入不足，不仅会影响个人的身体健康，导致孕期易出现小腿抽筋、疲乏、倦怠等不适，产后也易出现骨质疏松、牙齿疏松或牙齿脱落等现象。同时还会影响胎儿的发育，使胎儿乳牙、恒牙的钙化和骨骼的发育受到阻碍。为了防止上述现象的发生，备孕女性每天至少需要补钙约 800 毫克。

表4-3：孕产妇所需营养素的主要食物来源

营养素	食物来源
蛋白质	牛奶、鸡蛋、瘦肉、豆制品
铁	瘦肉、猪肝、鸡蛋、海带、绿色蔬菜（如苋菜）、干杏、樱桃
钙	奶制品类、鱼虾类、海带、黑木耳
硒	未经精加工的谷类、海产品、肉类、动物肝肾
锌	香蕉、坚果、圆白菜
碘	海虾、海鱼、海带、紫菜
维生素A	动物肝脏、乳制品、蛋黄、菠菜、胡萝卜、番茄、鱼肝油
维生素E	坚果、麦芽、菜油、玉米油、葵花
维生素K	动物肝脏、包菜、菠菜
维生素B$_{12}$	动物肝脏、肉、蛋、牡蛎、牛奶
维生素B$_1$	全麦食品、豆类、绿色蔬菜、酵母、坚果
维生素B$_2$	动物肝脏、全麦食品、绿色蔬菜、海产品、牛奶、蛋
维生素B$_6$	动物肝脏、全麦食品、酵母、麦芽、蘑菇、马铃薯
维生素C	绿叶蔬菜、柑橘、草莓、甜椒、番茄、马铃薯
叶酸	新鲜蔬菜、大多数水果、动物肝肾、牛肉

四、备孕男性，
一起为幸"孕"加油

对于备孕，不光是孕妈妈要做好充分的孕前准备，准爸爸也要在孕前将身体调整到最佳状态，这是因为准爸爸的精子的质量同样会直接影响到胎宝宝的"质量"。若准爸爸的饮食不科学，便难以"生产"出优质的精子，从而也无法孕育出"优质"的胎宝宝来。

1. 精子的强壮需要恰当的营养做助力

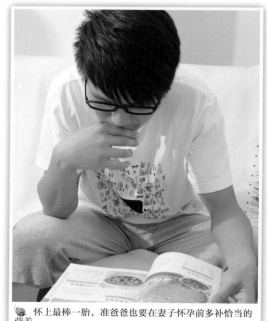

怀上最棒一胎，准爸爸也要在妻子怀孕前多补恰当的营养。

我们知道，精子自睾丸"工厂"生产后，需经过输精管、射精管和尿道，然后进入女方的阴道、子宫和输卵管，才能完成与卵子"相会"的生育使命。而在男子生殖系统中，精囊腺、前列腺和尿道球腺等各自会分泌不少液体，它们联合组成精液浆。

精液浆担负着输送数以万计的精子去女性阴道的"保驾护航"任务。精液浆为精子的"保驾护航"功能体现在：

①精液浆是输送精子所必需的媒介物质，精子仿佛是鱼，精液浆宛如流水，鱼儿离不开水，精子的活动必须由精液浆做媒介。

②精子的活动必须有足够的能量，精液浆肩负着为精子提供活动能量的重任。

③精液浆里含有丰富的维持精子生命所必需的营养物质，是精子取之不尽的"粮仓"。

精液浆的主要成分是水，约占总量的 90% 以上，使精液浆呈液态并能流动，便于输送精子。精液浆里还含有果糖、山梨醇、白蛋白、胆固醇、钠、锌、钙、钾、维生素以及多种多样的酶类物质，既为精子提供营养与能量，又可激发精子的活跃性。备孕男性要在妻子怀孕前多补充恰当营养素，增添精液浆的营养储备，培养出强壮的精子。

2. 备孕男性最需要补充的营养素

备孕男性最应关注的就是如何提高精子的质量。精子质量是繁殖后代的重要保证，是决定备孕男性生育能力的关键，目前，很多家庭因为备孕男性的精子量太少或者精子质量不佳而导致不孕不育。那么，在备孕期间，备孕男性要吃些什么才能提高精子质量，让受孕更加成功呢？

❤ 微量元素：影响男性精液质量

微量元素对备孕男性的内分泌和生殖功能都有十分重要的影响，可以直接影响到备孕男性的精液质量。

锰：锰的缺乏会引起睾丸组织结构上的变化，导致生精细胞排列紊乱，精子细胞的结构发生异常。体内严重缺锰可导致男性不育症。富含锰的食物有：核桃、麦芽、糙米、米糠、花生、马铃薯、大豆粉、小麦粉、动物肝脏等。另外，被称为"聚锰植物"的茶叶，其锰含量最高，对一些备孕男性来说，通过饮茶获取的锰可占每天锰摄入量的 10% 以上，但也应该注意的是，备孕男性在备孕期间饮茶应适当，尤其不要过多饮浓茶。

锌：锌在人体中含量约为 1.5 克，男性主要集中分布于睾丸和前列腺等组织中。缺锌会导致

❤ 花生、大豆等食物内富含锰元素。

备孕男性精子数量和质量降低，性欲低下，甚至可导致不育。即使备孕男性的精子有受精能力，受孕成功后孕妈妈的流产率也比较高，而且胎儿致畸率也比较高。精子量少的备孕男性，可以先做体内含锌量检查，正常男性精液中的锌含量必须保持在 15 ～ 30 毫克/100 毫升的健康标准。如果低于这个标准，就意味着缺锌或失锌。

如果是由于缺锌所导致的精子量少，备孕男性应该在孕前多吃含锌量高的食物。含锌量高的食物有牡蛎、牛肉、鸡肉、鸡肝、花生米、猪肉等，一般来说，每天吃动物性食物 120 克，即可满足身体内锌的需求量。如果严重缺锌，备孕男性最好在医生的指导下口服醋酸锌 50 毫克，直到恢复正常水平。

硒：备孕男性体内缺乏硒，会导致睾丸发育和功能受损，性欲减退，精液质量差，影响生育质量，因此备孕男性在孕前要注意补硒。自然界中含硒食物是非常多的，含量较高的有鱼类、虾类等水产品，其次为动物的心、肾、肝。蔬菜中含量最高的为大蒜、蘑菇，其次为豌豆、大白菜、南瓜、萝卜、韭菜、洋葱、番茄、莴苣等。备孕男性可以在孕前多吃这些补硒的食物。

铜：备孕男性缺铜会导致精子浓度下降，降低精子穿透宫颈黏液的能力，影响精子的存活率和活动度。含铜量高的食品有麸皮、芝麻酱、大白菜、菠菜、扁豆、油菜、芹菜、马铃薯等。

南瓜、大白菜等食物富含硒元素，备孕男性可在备孕时期多吃。

💙 精氨酸：精子形成的必要成分

精氨酸是男性精子形成的必要成分，而且能够增强精子的活动能力，对于维持男性生殖系统功能具有十分重要的作用。精子量少的备孕男性多吃富含精氨酸的食物，可以促进数量的增加，提高精子质量。蛋白质中所含的精氨酸被认为是制造精子的原料，因此，备孕男性可以在孕前多吃一些高蛋白食物，如鸡蛋、黄豆、牛奶、瘦肉等，以提高精子数量和质量。海产品如海参、墨鱼、鳝鱼、章鱼、木松鱼以及花生、芝麻、核桃、冻豆腐等食物中，也含有较多的精氨酸。

❤ 叶酸：降低染色体异常精子的概率

叶酸是备孕女性在孕前必补的营养素，同样，备孕男性在孕前也要补充叶酸。备孕男性在孕前增加叶酸的摄入量，能够有效降低出现染色体异常精子的概率，并能降低宝宝长大后患癌症的危险系数。由于精子的形成周期长达 3 个月，因此，备孕夫妻要想生出优质宝宝，就要提前补充叶酸。那么，备孕男性要如何补充叶酸呢？是否要像备孕女性那样服用叶酸片呢？在这里要告诉备孕夫妻的是，备孕男性无须服用叶酸片，只需要在日常饮食中注意多吃一些富含叶酸的食物，如红苋菜、菠菜、生菜、芦笋、小白菜、西蓝花、包菜以及豆类、动物肝脏、坚果、牛奶等即可。

🥦 西蓝花、生菜等富含叶酸，备孕男性可通过食补的方式来补充叶酸。

❤ 维生素E：增强男性精子的活力

维生素 E 又被称为生育酚，是一种脂溶性维生素。维生素 E 能促进性激素分泌，增强男性精子的活力，提高精子的数量。因此，备孕男性一定要注意在孕前补充维生素 E。富含维生素 E 的食物有猕猴桃、瘦肉、蛋类、奶类、坚果、大豆、小麦胚芽、甘薯、山药、黄花菜、圆白菜、菜花以及用芝麻、玉米、橄榄、花生、山茶等原料压榨出来的植物油。

❤ 维生素A：影响精子的生成

备孕男性如果缺乏维生素 A，其精子的生成和精子活动能力都会受到影响，甚至产生畸形精子，影响生育。一般来说，正常成年男性每日需要供给维生素 A 约 2 200 国际单位。备孕男性可以通过食物来补充维生素 A，如动物肝脏、乳制品、蛋黄、菠菜、胡萝卜、番茄等。不过，在特定的条件下，服用维生素 A 可能会引起中毒，如肝功能不正常、甲状腺功能低下者。因此，一定要注意科学摄取维生素 A。

番茄富含维生素A。

五、孕前饮食红灯：
为幸"孕"扫除营养障碍

俗话说："母壮父肥，其胎康健。"宝宝的健康状况与受孕时父母的健康状况有着密切的联系。宝宝的先天体质往往从成为受精卵那一刻起就已经决定了。因此，备孕夫妻的饮食营养是非常重要的！

一旦计划要个宝宝，备孕夫妻就要开始慢慢地学会调整不良的饮食习惯，吃对食物，为优生优育打下坚实的基础。

1.忌：孕前喝水太随意

女性天生与水有关，曹雪芹在《红楼梦》中就借贾宝玉之口说"女性是水做的骨肉"。这话一点儿也不错，女性如水——两弯清澈的美眸，一颗玲珑水样的心，还有那最令人迷恋的恰似水般的温柔；水亦养女性——没有水，女性的肌肤就会干燥无光、容易老化、毛孔粗大……有时候，就连心情都会变得很差。

对于准备怀孕的女性而言，喝水就变得更加重要了。但是，喝水虽重要且必要，却也要讲究方法。现在就一起来看看备孕女性的喝水之道吧！

💙 切忌口渴才喝水

有些备孕女性为了少上厕所，经常是感到口渴时才喝水。殊不知，当备孕女性感到口渴时，其体内水分已经失衡，长期如此，对备孕女性的身体健康极为不利。建议备孕女性应每隔两小时喝1杯200毫升的水，每天保证喝8杯水。

💙 早晨喝杯白开水

研究显示，经常喝白开水，可以让身体得到"内洗涤"。建议备孕女性早晨起床后空腹喝一杯白开水，这样水很快就会被胃肠道吸收进入血液内，使血液得到稀释，从而加速血液循环。另外，早晨空腹喝白开水，还可以促进肠胃分泌足够的消化液，刺激人体肠胃蠕动，可以有效防止便秘。

💙 这些水不要喝

备孕女性还应知道哪些水不能喝，这样可以让备孕女性更健康。

一般来说，保温杯沏的茶水、尚未完全煮沸的水、久沸或反复煮沸的水尽量不要喝，因为这些水会对人体产生一定的危害，如保温杯沏的茶水中的维生素会被大量破坏、有害物质增多，饮用后会导致人体消化系统和神经系统紊乱。

2. 忌：只吃素食

为了美丽，很多备孕女性仍然坚持每天吃素，这种做法很不科学，因为吃素食会影响女性的受孕能力。研究发现，女性素食会导致激素分泌失常、月经周期紊乱，久而久之，会造成女性婚后不孕。因此，如果备孕女性想要成功受孕，就从现在起改掉吃素的习惯，吃一些鱼、肉吧。记住，千万不要为了一时的美丽而失去做妈妈的机会。

备孕女性清晨起来后应空腹喝一杯白开水。

备孕女性喝水要有所选择，如尚未煮沸的水等就不能喝。

备孕女性若只吃素食，会影响受孕能力。

但是，有的备孕女性看到肉类食物就难以下咽，那么，该如何保证每天蛋白质的摄入量呢？别担心，不爱吃肉的备孕女性们可以通过以下途径来增加蛋白质的摄入量：

■多吃海产品，如海带、紫菜、海参、鱼、虾等。

■多食用豆制品，如豆腐、豆芽、豌豆、扁豆、豆浆等。

■多摄取奶制品，可每天喝 3 杯牛奶，或每日饮用 250 毫升牛奶、1 杯酸奶，或是每天吃 2 ~ 3 块奶酪。

■多吃鸡蛋、坚果、全麦面包等。

■适当进食花生油、核桃油、橄榄油、玉米油、葵花子油等。

3.忌：做"肉食动物"

前边我们讲过，备孕女性要放弃食素的习惯，吃些鱼、肉，以补充蛋白质的摄入量，但这并不表示备孕女性就可以毫不节制地吃大鱼大肉，大肆进补高蛋白食品。

备孕女性在孕前进补高蛋白食品一定要适度。研究发现，饮食中蛋白质含量过高同样会降低备孕女性怀孕的概率。因此，蛋白质的摄入量应控制在合理的范围内。备孕女性每日蛋白质的摄入量以不超过总能量的 20% 为宜。

一旦发现蛋白质超标，就要减少肉、奶、豆、蛋等高蛋白食物的摄入量，尤其要控制肉类的摄入量，因为肉类中蛋白质含量最高。

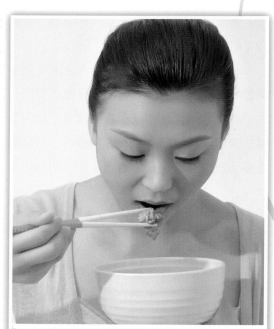

🔵 肉食富含高蛋白，摄取过量会降低备孕女性怀孕的概率。

4.忌：饮用咖啡、可乐、浓茶

《蒂凡尼的早餐》一片中，奥黛丽·赫本扮演的女郎坐在窗边一边喝着咖啡，一边望着窗外的风和云，眼神中透着永恒的期待……这样的美丽与淡然令全天下的女性羡慕，又让全天下的男性为之倾倒。有些人甚至因此迷恋上了咖啡，迷恋上那种"苦中作乐"的滋味来。

在这里要告诉备孕夫妻的是，一旦决定要宝宝，就要放弃这些"看上去很美""喝起来很酷"的饮品了。

💜 咖啡：降低女性受孕概率

咖啡中含有大量的咖啡因，可使备孕女性体内的雌激素水平下降，从而影响卵巢的排卵功能，降低备孕女性受孕的概率。调查显示，平均每天喝咖啡超过 3 杯的年轻女性，其受孕概率要比不喝咖啡的女性低 27%；每天喝 2 杯咖啡的女性，其受孕概率比不喝咖啡的女性低 10% 左右。

因此，建议备孕女性在准备要宝宝后，停止饮用咖啡和其他含咖啡因的饮料，并避免吃含有咖啡因

💭 备孕女性要避免吃含有咖啡因的食品。

的食品。一般来说，备孕女性每日的咖啡因摄入量最好不要超过 60 毫克（一块 30 克巧克力中含有 25 毫克咖啡因，一杯 150 毫升的咖啡中含咖啡因 60 ～ 140 毫克，一杯红茶中含咖啡因 30 ～ 65 毫克）。

💜 可乐：夫妻怀孕的杀手

可乐是破坏备孕夫妻怀孕的幕后杀手。研究显示，可乐能杀死精子，长期饮用大量可乐的男性，其生育能力会受到影响。

而对于备孕女性而言，可乐会让备孕女性脱钙。研究显示，如果女性每天喝一大杯可乐，那么，无论她怎么补钙都不会起作用。因此，建议计划要宝宝的备孕夫妻在孕前尽量不要喝可乐。

❤ 浓茶：宜少不宜多

研究显示，育龄女性每天喝半杯茶有利于受孕。但茶叶中含有 2%～5% 的茶碱，每日喝 5 杯浓茶，就相当于服用 0.3～0.35 毫克茶碱，而茶碱可能会降低备孕女性受孕的概率。因此，建议备孕女性在孕前控制饮茶量和饮茶的浓度，每天以不超过 5 杯为宜，且要避免喝浓茶。

5. 忌：不吃早餐

身处职场的备孕夫妻有时候因为要早起赶车，便不吃早餐去上班。专家认为，早餐是体力补充的最佳来源，能够让备孕夫妻一整天头脑清醒，不易疲倦。因此，备孕夫妻即使再忙，也一定要吃早餐。

🍎 早餐是体力补充的最佳来源，不吃早餐有损健康。

在早餐食物的搭配上，备孕夫妻要坚持营养第一的原则。下面，就向备孕夫妻推荐一周的早餐食谱。

表4-4：一周早餐计划表

时间	早餐
星期一	1杯牛奶、1个蛋饼、1个香蕉
星期二	1杯牛奶、1个三明治面包、1个煎饼、1个橘子
星期三	1杯牛奶、1个肉包子、1个苹果
星期四	1杯酸奶、1碗八宝粥、1个鸡蛋、1个菜包、1个橘子
星期五	1杯牛奶、1碗大米粥、1个鸡蛋、1根香蕉
星期六	1杯牛奶麦片、1个花卷、1根火腿、1个梨
星期日	1杯酸奶、1碗八宝粥、1个肉包子、1片全麦面包、1个苹果

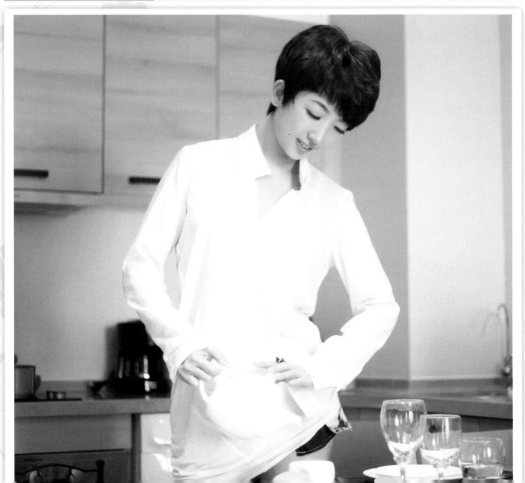

6.忌：过度进补

孕前适当进补有利于受孕，但有些备孕夫妻担心自己供给不足，便大量吃一些如人参、蜂王浆、鹿茸、鹿胎胶、胡桃肉、胎盘、洋参丸、蜂乳、复合维生素和鱼肝油丸等补品，希望能让自己的身体变得更好，更有利于受孕，但这是不科学的做法。

💗 过度进补，影响受孕

要提醒备孕夫妻的是，孕前过度进补，有时不但不能提高受孕率，反而会影响受孕，造成事与愿违的后果。比如，有的备孕女性在备孕期间大吃特吃，将老母鸡汤这类高蛋白食物当做家常便饭，结果进补过头没控制好体重和脂肪，反而成为了日后怀孕与生产的负担。

💗 备孕时虽然要进补，但也要防止进补过度。

此外，还有一些备孕夫妻在孕前滥用补药，殊不知，任何药物——包括各种滋补品，若使用不恰当则会在人体内分解、代谢的过程中对身体造成一定副作用，包括毒性作用和过敏反应等，这样会给备孕夫妻以及未来的宝宝带来危害。比如蜂王浆、洋参丸和蜂乳等，大量服用后都有可能引起中毒或导致其他不良后果；鱼肝油若大量服用，会造成维生素 A、维生素 D 过量而引起中毒。

💗 进补也要有度

那么，在进补的过程中，备孕夫妻要把握怎样的度呢？其实，备孕夫妻在备孕期间只需要像正常人一样吃，别挑食，以新鲜果蔬为主，高蛋白食物为辅，在主食中加入五谷杂粮，保持营养均衡，遵守这个原则适度进补，则足够满足其孕期的营养需求了。在备孕过程中，如果备孕夫妻确实需要服用一些营养补充品，可以在医生检查之后，根据医生的建议有针对性地服用，切忌自己滥用补药。

7.忌：食用不利怀孕的食物

准备怀孕后，就不能像过去那样爱吃什么就吃什么了。有些食物虽然美味，却会影响到精子和卵子的质量，为日后的孕育带来危害。为此，备孕夫妻在孕前就要管好自己的嘴巴，对以下食物勇敢说"不"！

💙 烤牛羊肉

许多年轻女性喜欢吃烤羊肉串或其他肉串，在孕前，备孕女性要避免吃这些烤串。据调查研究显示，孕前爱吃烤羊肉的女性所生下的孩子畸形、瘫痪或弱智的概率比普通女性高，而弓形虫感染是发生胎宝宝畸形的主要原因。

烤牛羊肉不容易烤熟，牛羊肉中的弓形虫会进入女性体内，进而感染胎宝宝。被感染的备孕女性可能当时没有什

🔺 烤牛羊肉不容易烤熟，牛羊肉中的弓形虫会进入女性体内，进而感染胎宝宝。

么症状，但弓形虫却会在孕妈妈不知不觉中引发胎宝宝畸形。在孕前吃过烤牛羊肉的备孕女性，应在孕前去医院进行弓形虫抗体检查，并根据医生建议作好防治。

💙 棉子油

研究发现，有些女性长期不孕或孕后出现死胎是由于长期食用棉子油所引起的。棉子油中含有大量棉酚，孕前长期食用棉子油，会使子宫内膜及内膜腺体逐渐萎缩，导致子宫变小，子宫内膜血液循环逐年下降，对孕卵着床十分不利。有时即使孕卵已经着床，也会因营养物质缺乏而使已植入子宫内膜的胚胎或胎宝宝难以继续生长发育，出现死胎现象。因此，建议备孕女性在孕前禁食棉子油。

💙 辛辣食物

很多女性都是"重口味"，喜欢吃辛辣食物，有的甚至是无辣不欢，这种嗜好在平时或许无伤大雅，但对于计划要宝宝的备孕女性来说，就不是一件好事了。

为什么这么说呢？这是因为辛辣食物，如胡椒、红干椒、花椒等调味品具有很大的刺激性，经常吃会引起人体的消化功能紊乱，如胃部不适、便秘，甚至发生痔疮。

🍃 嗜辣的备孕女性可用新鲜辣椒代替红干椒、花椒等调味品。

而在女性怀孕后，随着胎宝宝一天天长大，孕妈妈的消化功能和排便会随之受到影响。如果孕妈妈始终保持着喜食辛辣食物的习惯，就会导致孕妈妈便秘加重，甚至还会引发消化不良、痔疮等症状。同时，由于长期食用辛辣食物，还会影响孕妈妈对胎宝宝的营养供给，增加分娩的难度。

因此，为了宝宝的顺利诞生，建议计划怀孕的女性在孕前3～6个月就尽量少吃辛辣食物，多吃一些清淡有营养的食物，为优生优育打下良好基础。

❤ 高盐食物

研究显示，人们的食盐摄入量越多，原发性高血压的发病率也越高。备孕女性孕前若摄入过多盐分，则易引发妊娠高血压综合征，导致在孕期出现头晕、眼花、胸闷等症状，严重的话还会发生子痫而危害母婴健康。建议喜欢吃高盐分食物的备孕女性在孕前就开始逐渐少吃此类食物，并尽量少吃盐。

❤ 腌制类食品

咸肉、火腿、香肠、腌鱼、咸菜以及各种熏烤食品很是诱人，但这一类食品在制作过程中会产生强烈的致癌物质——苯并芘和仲胺，这种物质进入胃以后，在酸性环境中会进一步形成亚硝胺，这两种物质都会使精子和卵子中的遗传物质DNA发生畸变，导致形成的

🍃 咸菜等腌制类食物在备孕期间要禁吃。

受精卵畸形。因此，准备要宝宝的备孕夫妻应尽量少吃或不吃这类食品。

♥ 高糖食物

在备孕期间要少吃巧克力、奶油蛋糕等高糖食物。

怀孕前，备孕夫妻双方，尤其是备孕女性如果经常食用高糖食物，会引起糖代谢紊乱，严重者还会成为潜在的糖尿病患者。孕期糖尿病不仅会危及孕妈妈本人的身体健康，更会危及胎宝宝的健康发育和成长，严重的话，甚至会出现早产、流产或死胎等。

在宝宝出生后，这种危害依然存在，妈妈会成为糖尿病患者，而宝宝则有可能是大脑发育障碍患儿或是巨大儿，这对宝宝和妈妈来说都是一生的伤害。

因此，为了宝宝的健康，建议那些喜欢吃甜食的女性在孕前暂且放弃自己的这一喜好，远离高糖食物，如葡萄糖、淀粉、巧克力、奶油等。

♥ 油炸食物

油炸食物色泽金黄，香脆可口，十分美味，很多女性都喜欢吃。在这里，要提醒备孕女性，为了优生优育，一定要拒绝油炸食物。

大部分油炸食物都经过高温油炸加工而成，食用油在高温下会产生有毒物质，备孕女性如果经常食用的话，会对自身以及未来的宝宝造成不良影响，严重的话还会导致胎宝宝畸形。

另外，经过高温油炸的食物，其维生素都被破坏掉，所含的营养价值也大打折扣，因此，备孕女性在孕前还是放弃这些"看上去很美"的油炸食物吧！

♥ 生吃水产品

备孕夫妻应避免生吃如生鱼片、生蚝等水产品，因为这些水产品中的细菌和有害微生物会导致流产或死胎，而微生物在人体内存活的时间很长，因此备孕夫妻在孕前半年就应停止生吃水产品。

8. 忌：食用遭受污染的食物

　　食物从其原料生产、加工、包装、运输、储存、销售直至食用前的整个过程，都有可能不同程度地受到农药、金属、真菌、毒素以及放射性核素等有害物质的污染，从而对人体及后代的健康产生严重危害。因此，备孕夫妻在日常生活中尤其要重视饮食卫生，防止食物污染。具体来说，需要注意以下几点：

　　■应尽量选用新鲜天然食品，避免食用含食品添加剂、色素、防腐剂的食品。

　　■蔬菜应充分清洗干净，必要时可以浸泡一下；水果应去皮后再食用，以避免农药污染。

　　■尽量饮用白开水，避免饮用各种咖啡、饮料、果汁等饮品。

　　■家庭炊具应尽量使用铁锅或不锈钢炊具，避免使用铝制品及彩色搪瓷制品，以防止铝元素、铅元素对人体细胞的伤害。

　　为避免摄入受到污染的食物，备孕夫妻最好食用新鲜自制的食物，如用榨汁机自制果汁，而非饮用市售果汁饮品。

六、孕前推荐食谱

孕前的饮食调理，最重要的是做到膳食平衡，从而保证摄入均衡适量的蛋白质、脂肪、碳水化合物、维生素、矿物质等营养素，这些营养素是胎宝宝生长发育的物质基础。

表4-5：孕前每日食物摄取量参考表

食物类别	主食	肉类	鸡蛋	牛奶	菜	水果	豆制品	坚果类	物油
食物摄入量	250-400克	150-200克	1-2个	500升	300-500克	200-400克	50-100克	20-50克	25-30克

● 说明：

营养学家把食物分成五大类，每一类食物都应保证供给充足。

谷类：包括米、面、杂粮。主要提供碳水化合物、蛋白质、膳食纤维及 B 族维生素，它们是膳食中能量的主要来源。根据体力消耗的不同，每人每天要吃 250 ～ 400 克。

蔬果类：主要提供膳食纤维、矿物质、维生素和胡萝卜素。蔬菜和水果各有特点，不能完全相互替代。一般来说，红、绿、黄色等颜色较深的蔬菜和深黄色水果营养素含量比较丰富，应多选用。备孕女性每天应吃蔬菜 300 ～ 500 克，水果 200 ～ 400 克。

鱼、虾、肉类、蛋类：肉类包括畜肉、禽肉及内脏，同鱼、虾、蛋一起，主要提供优质蛋白质、脂肪、矿物质、维生素 A 和 B 族维生素。它们彼此间营养素含量有所区别，备孕女性每天应吃 150 ～ 250 克。

奶类和豆类食物：奶除含丰富的优质蛋白质和维生素外，含钙量也较高，且利用率也高，是天然钙元素的极好来源。豆类含丰富的优质蛋白质、不饱和脂肪酸、钙及维生素 B_1、维生素 B_2 等。备孕女性每天应饮鲜奶500毫升，吃豆类及豆制品50～100克。

　　油脂类：包括动物油、植物油等，主要提供能量，还可提供维生素 E 和必需脂肪酸，备孕女性每天应摄入25～30克左右。

　　这五类食物不能互相替代，每日膳食中都应摄入，并轮流选用同一类中的各种食物，使膳食丰富多彩。备孕女性吃的食物品种越多，摄入的营养素就越全面。

1. 蜂蜜鲜萝卜水

【材料】鲜萝卜250克，蜂蜜150克。

【做法】

① 鲜萝卜洗净，切丁，放入沸水煮沸后捞出，滤干水分，晾晒半日，再放入锅内。

② 加入蜂蜜，用小火煮沸，调匀即可。

【营养解析】

　　鲜萝卜富含膳食纤维，具有促进消化、增强食欲、加快胃肠蠕动和止咳化痰的作用，适用于饮食不消化、腹胀、反胃、呕吐等症。

2. 香菇鸡粥

【材料】香菇50克，鸡腿1个，大米75克。

【调料】盐适量。

【做法】

① 鸡腿剁成块，香菇用温水泡发。

② 将大米放入煲中，加清水适量，水开后稍煮一会儿，再下入香菇、鸡块，煲成粥即可。

【营养解析】

　　可以增强人体抗病能力，有补肝肾、健脾胃的功效。

3. 熘肝尖

【材料】鲜猪肝300克，胡萝卜片、黄瓜片各适量，葱末、姜末、蒜片各少许。

【调料】料酒、酱油各15克，白糖7克，醋3克，盐、鸡精各1克，花椒油5克，淀粉适量。

【做法】

①猪肝切片，加盐、鸡精、料酒、淀粉拌匀，下五成热的油中滑散滑透，倒入漏勺。

②取小碗加入料酒、酱油、白糖、鸡精、水淀粉兑成芡汁备用。

③炒锅上火烧热，加少许油，用葱末、姜末、蒜片炝锅，烹醋，下入胡萝卜片、黄瓜片煸炒片刻，再下入猪肝片，泼入芡汁，翻炒均匀，淋花椒油，出锅装盘即可。

【营养解析】

　　肝含有丰富的铁、磷，它是造血不可缺少的原料；富含蛋白质、卵磷脂、微量元素和丰富的维生素A。常吃猪肝，补肝明目、养血、排毒。

4. 菠菜蛋汤

【材料】鸡蛋2个，菠菜、黑木耳各10克，胡萝卜25克，葱花适量。

【调料】猪油、精盐、料酒、鲜汤、麻油各适量。

【做法】

①鸡蛋打散，菠菜、胡萝卜切小片，黑木耳切成小片。

②炒锅内加入猪油烧热，倒入蛋液，煎至两面成金黄色时取出，用刀切片待用。

③原锅里倒入鲜汤，放入胡萝卜、黑木耳、鸡蛋片，大火烧约10分钟，至汤色变白时，加入精盐和料酒，调好口味，最后撒入菠菜，烧沸后淋上麻油撒上葱花即可。

【营养解析】

　　此汤具有补铁补血、健脑的作用，可养血补身。

5. 素炒三鲜

【材料】竹笋250克，芥菜100克，水发香菇50克。

【调料】麻油、精盐、鸡精各少许。

【做法】

①将竹笋肉切成丝，放入沸水锅里烫一烫，入凉水洗净，沥干水分，待用。

②把水发香菇切去老蒂，清水洗净，切成丝，待用。

③将芥菜择去杂质，清水洗净，切成末待用。

④把炒锅洗净，置于旺火上，起油锅，下入笋、香菇丝，煸炒几下，加少许清水，大火煮沸后，转用小火焖煮3～5分钟，下入芥菜末迅速炒熟，淋上麻油即可。

【营养解析】

素炒三鲜是食素者的上佳食谱，内含蛋白质、脂肪、碳水化合物、钙、磷、铁、维生素B$_2$和烟酸等成分，既开胃又增强食欲。

6. 虾仁豆腐

【材料】

虾仁100克，豆腐200克，葱花、姜末。

【调料】

盐、酱油、料酒、淀粉各适量。

【做法】

①将虾仁洗净，并用料酒、葱花、姜末、酱油、淀粉等腌好备用；将豆腐洗净，切丁。

②用旺火快炒虾仁，放入豆腐，搅炒调味即可。

【营养解析】

这道虾仁豆腐含有丰富的蛋白质、脂肪、碳水化合物、膳食纤维、维生素A、胡萝卜素、钙、磷和锌等。孕前女性常食不但有益健康，还能补充受孕前所需的各种营养成分。

7. 红烧带鱼

【材料】带鱼400克，水发冬菇100克，葱3段，姜片、蒜瓣各适量。

【调料】八角10克，料酒、酱油、醋、盐、白糖各适量。

【做法】

①将带鱼去头、尾、鳃、鳍和内脏，洗净控干水分后两面剞上斜一字花刀再改成菱形段，冬菇切成片备用。

②锅中油烧至七成热，将带鱼煎至金黄色捞出，倒出多余的油。

③锅中留少许油，放入八角、葱段、姜片和蒜瓣炸香，淋入少许醋，将带鱼段放入锅中，加入冬菇，放入酱油、白糖、料酒、盐和适量水（水面与带鱼面平），用大火烧开，再改用小火烧至带鱼熟、汤汁浓稠即可。

【营养解析】

带鱼富含优质蛋白质与不饱和脂肪酸。孕前女性多吃带鱼有滋补强壮、和中开胃及养肝补血功效。

8. 甘薯糙米饭

【材料】糙米100克，甘薯100克。

【做法】

①甘薯去皮洗净，切块或丁备用。

②糙米淘洗净，连同甘薯块放入电饭锅或煲仔中，倒入适量水，蒸熟或煲熟后即可食用。

【营养解析】

糙米与甘薯均含丰富膳食纤维及叶酸，孕前食用，可帮助补充叶酸，有助缓解便秘。

PART 05

孕前生活调理：
孕育体智双优宝宝

Life Improving
Before Pregnancy

准备要宝宝后，

　一些备孕女性仍然浓妆艳抹、烫发染发、熬夜加班……

准备要宝宝后，

　一些备孕男性仍然蒸桑拿、穿紧身裤、吸烟喝酒……

正在备孕的你们，是否也有这样不良的生活习惯呢？

如果有，一定要赶快调整哦！

否则一个小小的坏习惯，

就有可能让你和体智双优的宝宝"绝缘"。

一、回归健康、有序的生活

长期的"无序"生活和工作方式会对女性受孕带来不利影响。据调查，繁忙的工作和不规律的生活会导致女性月经不调、内分泌紊乱等，而这些疾病会引发女性子宫内膜异位症。子宫内膜异位的直接后果是干扰受精卵顺利着床，引起女性不孕。

近年来子宫内膜异位症已经成为20多岁女性的常见疾病，在此建议那些过惯了"无序"生活的备孕女性，从准备要个宝宝开始，就要建立起正常、规律、健康的生活习惯，为顺利受孕做好身体准备。

职场女性在备孕期间应做到劳逸结合、张弛有度，合理安排自己的生活和工作。

1. 超负荷工作不可取

现代职业女性的工作节奏日益加快，身体上和精神上都要承受很大的压力。职场妈妈的身体和精神若是长期处于超负荷状态，不注意休息和调节，就会使中枢神经系统持续处于紧张状态而引起心理过激反应。时间长了，可能会导致交感神经兴奋增强，内分泌功能紊乱，从而引发各种疾病，这对于职场备孕女性顺利受孕极为不利。

建议职场女性一旦下定决心要个宝宝，就应避免让自己长期处于超负荷的工作状态，要做到劳逸结合、张弛有度，合理安排自己的生活和工作，为成功受孕创造有利条件。

2. 别做迷恋夜晚的"蜘蛛侠"

如今，很多年轻人都是迷恋夜晚的"蜘蛛侠"。每天下班后便会打开电脑，浏览一会儿网页，接着便开始没完没了地看韩剧、美剧、港台剧等，或者沉迷在自己的网游世界里。这样的男性或是女性，他们有一个共同点，那就是不到 12 点绝不睡觉。殊不知，经常熬夜也会影响受孕。

❤ 熬夜影响受孕

备孕女性经常熬夜，会使身体原有的生物钟发生改变，从而引发机体生命节律紊乱。这种紊乱会导致一系列内分泌功能失调，进而对备孕女性的排卵周期产生影响。一旦备孕女性的排卵周期被打乱，就会出现月经不调、性激素分泌不平衡等现象，从而影响受孕。另外，性激素分泌异常，会引发子宫肌瘤、子宫内膜病变等症。

经常熬夜会打乱备孕女性的排卵周期而影响受孕。

❤ 这样做，让你恢复规律生活

为了实现理想中的优生，在此建议一些"夜猫子"型的备孕夫妻，在孕前一定要调整好自己的作息时间，避免熬夜，告别自我放纵的生活。

有些备孕夫妻会觉得要戒掉这些坏习惯比较难，别担心，按照下列"作战计划"一步一步来，慢慢就可以养成良好的作息规律：

■ **每天保证 8 小时睡眠时间。**

■ **入睡时间保证在晚上 11 点之前。**

■ **互相监督，坚决不熬夜。**

■ **下班回家后戒除网络，夫妻可以听听音乐，看看备孕书籍，周末白天可以适度过过网瘾，有空的时候可以去散散步、爬爬山、打打球。**

■ **回家莫谈公事，保持心情愉快。**

3. 营造有助优质睡眠的环境

备孕夫妻在孕前保证良好的睡眠质量对于生出优质宝宝是十分重要的。这是因为，良好的睡眠质量不仅对备孕夫妻的身体健康有影响，还会影响到备孕夫妻第二天的生活、工作和心情，也会影响受孕。要保证睡眠质量，应做好以下几个方面：

谨慎选择床上用品。备孕夫妻在选择床上用品时，要注意选择棉麻材质的床单和被罩，因为棉麻材质的床单和被罩具有良好的透气性和吸湿性；而在选取枕头时，则宜选择高低适合的枕头。

经常晾晒床上用品。备孕夫妻可以将床上用品放在阳光下晒一下，可以利用紫外线有效驱除床上用品中的细菌，保证床上用品的卫生，让双方感觉更加舒适。

合理摆放卧室家具。卧室家具的摆放也会影响到备孕夫妻的睡眠质量，建议备孕夫妻将床放在远离窗户、相对背光的地方，这样能避免着凉，且不易被太阳光线所影响。

舒适的床上用品有助于优质的睡眠。

保持屋内空气清新。室内空气的质量对备孕夫妻的睡眠质量也有一定的影响。建议备孕夫妻在睡觉之前可以先开窗通一下风，也可以在卧室摆放一盆能较好吸收屋内有害气体、洁净空气的植物。

给屋子去蟑灭螨。蟑螂身上携带 40 多种细菌病原体，螨虫的分泌物可以引起过敏性鼻炎、过敏性皮炎等疾病，严重的话，还会危及备孕夫妻的健康。建议备孕夫妻定期进行室内消毒，全面清理蟑螂和螨虫，创造一个舒适的居住环境。

4. 远离烟、酒，轻松交好"孕"

香烟或美酒，享用的人常常会沉迷其中而不能自拔，旁观者亦觉得其洒脱或豪放。不过，这些让人或飘飘欲仙或沉醉的物品却是优质宝宝的天敌，备孕夫妻一定要注意远离烟、酒。

💙 香烟：孕育优质宝宝的"杀手"

计划要个优质宝宝的备孕夫妻一定要注意香烟这个"隐形杀手"，它有下列危害：

■香烟中的尼古丁可以导致备孕女性的胎盘血管和子宫血管收缩，对精子着床极为不利。

■香烟在燃烧过程中所产生的有害物质可以导致细胞突变，并会损害到生殖细胞，卵子和精子在遗传因子方面的突变会导致胎儿智力低下或畸形。

■不吸烟的备孕女性与吸烟的丈夫在一起也会受到影响。因为两人在一起时，飘浮在空气中的焦油和尼古丁会被备孕女性吸入。

建议有吸烟嗜好的备孕夫妻在怀孕前至少6个月开始戒烟。

💙 有吸烟嗜好的备孕夫妻在怀孕前至少6个月开始戒烟。

💙 切莫贪恋杯中之物

古语道"酒后不入室"，意思是说醉酒之后不能同房。之所以这么说，是因为酒后同房怀孕所生下的宝宝易出现畸形或智力障碍。无论饮酒的是男性还是女性，这种危害都是存在的。

男性酗酒对宝宝的影响：备孕男性酗酒后和妻子同房致妻子怀孕，会增加生出低能儿、畸形儿的概率。酒的主要成分是酒精（乙醇），被胃肠吸收后进入血液运行至全身，除少量从汗液、尿液及呼出气中排出体外，大部分在肝脏内分解和代谢。肝脏把酒精（乙醇）转化为乙醛，进而变成醋酸利用，但这种功能有限。随着饮酒量增加，酒精（乙醇）在体内达到一定浓度，可以导

💙 备孕男性酗酒后和妻子同房致妻子怀孕，会增加生出低能儿、畸形儿的概率。

致精子的遗传基因突变，会给生殖细胞造成毒害。备孕男性酗酒会使 20% 左右的精子发育不全或者游动能力过差，这种精子如果和卵子相遇形成受精卵，会造成胎儿发育迟缓，出生后智力低下，甚至造成智障。

女性酗酒对宝宝的影响：备孕女性喝酒对胎儿不良影响更大、更直接。受孕前 1 周左右，女性饮酒会对其将孕育的胎儿造成难以弥补的损害。有饮酒习惯的女性，即使在受孕前 7 周停止饮酒，也会对胚胎有一定的损害。因此，为了下一代健康，女性受孕前最好能戒酒 1 年以上，以免让日后所孕育的胎儿遭受酒精（乙醇）的摧残。

5. 男性不能太"热"

很多男性都十分崇尚"HOT"，喜欢泡热水澡、蒸桑拿，殊不知，男性太"HOT"会对生育造成极大的危害。

❤ 高温洗澡危害大

男性睾丸产生精子的适宜温度是 35.6 ~ 36℃，比正常体温低 1 ~ 1.5℃。研究显示，连续 3 天在 43 ~ 44℃ 的温水中浸泡 20 分钟以上，之前精子密度比较正常的人，此时会降到 1 000 万 / 毫升以下，并且在接下来的 3 周这种情况都会持续。可见，经常用很热的水洗澡，会使精子的产量减少、活力降低。因此，备孕男性尽量不要过于频繁地用较热的水洗澡。

备孕男性可以采用冷热水交替浴来增强性功能，具体方式是先在澡盆内用温水浸泡一下身体，5 分钟后再出澡盆，将阴部施以冷水，3 分钟之后，待阴囊、阴精收缩之后再次进入温水中泡，如此反复 3 ~ 5 次即可。

❤ 桑拿浴也是杀精高手

冬季，很多男性都被缭绕着温暖蒸汽的桑拿浴所吸引，殊不知，桑拿浴过高的温度会使男性精子质量和活力降低，严重的话还会造成男性不育。为了优生大业，建议备孕男性还是慎洗桑拿浴，尽量选择在家快捷淋浴吧。

二、孕前谨慎用药

俗话说"是药三分毒"。对于准备怀孕的夫妻而言，药物是优生的一大杀手。在用药期间，如果女性一不小心怀上了，这可能真是"要命"的事儿——不少女性就是因为服药期间意外怀孕而不得不流产。因此，若打算怀孕，一定要谨慎用药！

1. 滥用药物危害大

❤ 女性孕前、孕期滥服药物危害无穷

女性在孕前和孕早期服用药品对胎儿的影响尤其大，具体危害如下：

受精前到妊娠第3周： 受精前到受精后的3周内，如果受精卵受到药物影响，会在着床前被自然淘汰，引起自然流产。

妊娠3～7周末： 胎儿的细胞分裂加速，中枢神经形成，心脏、眼睛、四肢等重要器官也开始形成，极易受药物等外界因素影响而致畸，属致畸高度敏感期。

妊娠8～11周末： 这一阶段同样也是胎儿器官形成的重要时期，主要是手指、脚趾等小部位器官的形成期，因此受药物影响不会像前3周那么大，但是用药时还是要慎重对待。

🍃 无论是孕前还是孕期滥服药物，都会对胎儿造成不良影响。

妊娠 12 ～ 15 周末：药物引起异常的可能性相对很小，但依然存在，而且这个时候胎儿的外生殖器还未形成，因此女性对于激素的使用要特别注意。

妊娠 16 周到分娩：这个时期，胎儿各个器官的原始胚芽已存在，但器官处于发育过程中，若此时乱用药物，则易使器官发育出现畸形，严重时可能会引起流产或早产等。

❤ 备孕期男性服药也会对胎儿产生不良影响

🌸 备孕男性在孕前2～3个月，要少用或不用药物。

通常，人们对女性使用药物普遍比较慎重，而对男性用药却不太注意，尤其是在怀孕前。然而，不少药物对于男性的精子也有很大的损害。

备孕男性在孕前切忌乱用药物，这是因为很多药物如抗癌药、咖啡因、吗啡、类固醇、利尿药、抗组织胺药等，会对男性的精子质量和生殖功能造成一定程度的损害，有些药物还会导致新生儿缺陷、宝宝发育迟缓、行为异常等。

另外，植物中的石竹科满天星、肥皂草、象耳草等，由于它们中的皂苷成分有杀精作用，朱槿花、吊灯花等植物成分对睾丸、附睾和精囊有较强的抑制作用，且会阻碍生精过程，故育龄男性都不宜服用这类草药、中成药。

此外，如果男性的睾丸中的精液含有药液，也能通过性生活进入女性阴道，经阴道黏膜吸收后，进入血液循环影响受精卵，会使低体重儿及畸形儿的发生率增加。

建议备孕男性在孕前 2 ～ 3 个月，须少用或不用毒性大的，在体内易蓄积的药物。

2. 致畸药物大盘点

任何药物都是"双刃剑"，既有其治疗疾病的作用，又有一定的不良影响。女性在孕前和孕期服用某些药物可对胎儿产生不利影响，严重的话还会导致胎儿畸形。因此，女性在孕前和孕期用药时一定要谨慎，应在医生的指导下正确使用，切莫自作主张滥用药物。下面，就来看看哪些药物会致畸吧。

抗生素类药物

抗生素类药物有四环素、土霉素、链霉素、庆大霉素、新霉素等。

四环素、土霉素：四环素、土霉素可造成胎儿短肢畸形、囟门隆起、先天性白内障，孕晚期服用可造成宝宝在儿童期牙釉质发育不良。

链霉素、庆大霉素类药物：链霉素、庆大霉素类药物可损害胎儿第八对脑神经，导致先天性耳聋，还可损害肾脏功能。

新霉素：新霉素可使胎儿骨骼发育异常，骈肢、肾肺、小动脉狭窄、先天性白内障、智力障碍等。

性激素类药物

性激素类药物包括孕激素制剂、雌激素类、醋酸氯烃甲烯孕酮等，女性在孕期服用这些药物会导致不同程度的两性畸形。

孕激素制剂：女性在孕期服用合成的孕激素，可以让女性胎儿男性化，出现阴唇融合、形若阴囊，阴蒂肥大等症状。有报道，早孕时用过口服避孕药的女性同样可以见到如此结果。孕妈妈若在孕早期没有及时发现自己怀孕的事实而继续口服避孕药的话，很可能会导致胎儿先天畸形，无论是男胎还是女胎，均会发生脊柱、肛门、心血管、食管、气管和四肢的畸形。

雌激素类：女性在妊娠早期服用雌激素类药物可以引发女胎患有阴道腺病及其他生殖道疾病，如子宫发育不全、宫腔束窄带、阴道发育不全等；男胎受其影响则会发生睾丸或阴茎发育不全、附睾囊肿，成人后，其精子数量、活力较低，形态异常的精子数较多。

醋酸氯烃甲烯孕酮：醋酸氯烃甲烯孕酮是目前最有效的抗雄激素药。女性若在妊娠第 6～12 周服用此类药物，则会导致男婴内、外生殖器发育停滞或是有睾丸但也有阴道等情况。因此服用醋酸氯烃甲烯孕酮时应避孕，服药期间妊娠的女性，需要慎重考虑是否继续妊娠，有条件者最好去专科医院咨询处理，以免造成终身遗憾！

抗甲状腺药

抗甲状腺药物（如硫脲嘧啶、甲硫脲嘧啶、丙硫脲嘧啶）和碘制剂可以经过胎盘进入胎儿体内而引起胎儿甲状腺功能减退及代偿性甲状腺肿大、智力发育缓慢、骨骼生长迟缓，严重的话还会出现克汀病（地方性呆小症）。

❤ 抗癫痫药及镇静催眠药

苯妥英（抗癫痫药）： 苯妥英具有明显的致畸作用，女性服用苯妥英而发生畸胎者是正常人的 2 ~ 3 倍。苯妥英可以引起胎儿唇裂、腭裂及心脏畸形等。

巴比妥类（镇静催眠药）： 有人认为孕妈妈服用巴比妥类药物是安全的，但也有学者发现，服用巴比妥类药物的女性，产生先天性畸形婴儿的概率远远高于未服用此类药的女性。胎儿的畸形一般表现为无脑儿、四肢畸形、先天性心脏病、唇裂、腭裂、两性畸形等。

❤ 糖尿病治疗药物

孕妈妈在孕期服用磺酰脲类药物（如甲苯磺丁脲、氯磺丙脲等），可引发死胎和胎儿畸形，表现为内脏畸形、骈肢、耳和外耳道畸形、右位心等。

❤ 抗癌药物

在孕妈妈妊娠的早期过程中，孕妈妈服用抗癌药物，可引发流产、胎儿宫内死亡或先天性畸形等。在孕中期和孕晚期服用抗癌药物，致畸危险则相对减少，但早产和死胎发生的可能性仍很大，尤其是一些抗代谢类药物的危害最大，如环磷酰胺、氟尿嘧啶、甲氨蝶呤等。

❤ 中药

有很多备孕夫妻较为相信中草药的效果，认为中药性温，补身无害，甚至随便去药房抓药使用，这是非常错误的做法。经过近几年的优生遗传研究证实，一些中草药对孕妈妈以及胎儿都会造成不良影响。

中草药中的牵牛子、大黄、芒硝、大戟、巴豆、芫花、甘遂等，可以通过刺激肠道，引起子宫强烈收缩，导致女性流产、早产。

❤ 当归

麝香、红花、枳实、当归、蒲黄等，能导致子宫变得兴奋，从而导致宫内胎儿缺血、缺氧，引发胎儿发育不良和畸形，严重的话，还会引发流产、早产和死胎。

有些中草药如生南星、乌头、芫花、朱砂、大戟、巴豆则有一定的毒性，它们有的可以给胎儿的生长发育造成一定的影响。

因此，建议备孕女性在用药时，一定要慎用中草药，最好在咨询医生以后再决定是否服用。

3. 孕前用药需注意

夫妻双方在备孕期间用药都需谨慎。

备孕夫妻在孕前用药要注意以下几个要点，避免对受孕和胎儿造成不利影响。

禁用部分药物。备孕夫妻在孕前都应避免使用解热止痛药、环丙沙星、氯丙酸、利福平、酮康唑等药物，以免对卵子的受精能力造成一定影响。

用药看清"孕妇忌服"。备孕女性在孕前如需自行服药，应禁服药物标志上有"孕妇忌服"字样的药物。

女性孕前禁用药。备孕女性在孕前禁服影响女性生殖细胞的药物，如部分抗生素、抗癌药、部分激素等。

孕前切莫服用安眠药。安眠药对男女双方的生理功能和生殖功能均有不同程度的损害。男性服用安眠药可使睾丸酮生成减少，易导致阳痿、遗精及性欲减退等，从而影响生育能力。女性服用安眠药则可影响下丘脑功能，引起性激素浓度的改变，表现为月经期间无高峰出现，造成月经紊乱或闭经，并引起功能障碍，从而影响受孕能力，造成暂时性不孕。为了避免影响双方的生育能力，新婚夫妻或准备怀孕的备孕夫妻千万不要服用安眠药。如果发生失眠现象，最好采取适当休息、加强锻炼、增加营养、调节生活规律等方法来解决，从根本上增强体质，不能靠服用安眠药维持睡眠。

慢性病患者停药听医嘱。备孕女性若患有慢性疾病，如高血压、癫痫症、糖尿病、哮喘等，需长期服用某种药物，在怀孕前一定要先咨询医生，并由医生确定安全的受孕时间。

长期服药者停药后切莫立即怀孕。有些备孕女性身体有病，需要长期服用某种药物，如抗生素、抗精神病药、激素、抗癌药、抗癫痫病药物等，这些药物会对生殖细胞产生一定程度的影响。卵子从初期卵细胞到成熟卵子约需2周时间，在此期间，卵子最易受到药物的影响。因此，建议长期服用药物的备孕女性千万不要停药后立即怀孕。一般来说，备孕女性停服药物20天后受孕就不会对下一代造成不利影响。但是，各种药物的作用，在人体代谢的时间以及对卵细胞的影响各不相同，有的药物的影响时间可能要长于20天，因此，建议长期用药的女性在计划要个宝宝时，最好请医生指导，然后再确定怀孕的时间。

药物对胎儿伤害很大，长期服药者停药后应在医生的指导下再怀孕。

三、莫因追求外在美而伤害胎儿

在现代社会，无论是男性还是女性，保持外表的光鲜靓丽都是十分必要的。一般来说，适当化化妆、做些面子工程，悦己的同时又能悦人。但对于备孕的夫妻来说，最好能用最自然的方式来打扮自己，尽量远离含有对人体有害物质的化妆品，少穿不利于孕育的性感衣物。

1. 不化妆，素面朝天别样美

如今，为了看上去更加年轻漂亮、时尚靓丽，很多女性都喜欢化妆，有些女性甚至达到了"不化妆不出门"的程度。

女性爱美固然没有错，但是，备孕女性最好不要浓妆艳抹。因为大多数的化妆品中可能都会含有一些有害的化学物质，如氧化铝、氧化锌、水杨酸、硫化物、过氧化物、重金属等，这些微量的有害物质，长期在体内蓄积，则一定会给备孕女性顺利受孕带来不利影响，甚至还可能会影响到未来宝宝的健康。

所以，准备怀孕的女性就暂时把美容品、化妆品放在一边吧，只保留一些基础的护肤品即可。换个角度想想，其实这也是在为自己的肌肤和头发"减负"，不是吗？

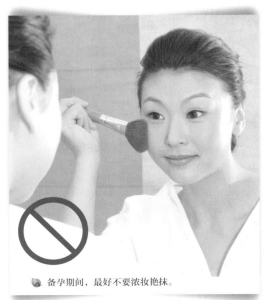

备孕期间，最好不要浓妆艳抹。

不过，有些备孕女性由于工作需要或是自身习惯，一定要化妆，那么，在选择化妆品时就要注意选择透气性好、含铅少、不含激素、尽量是天然摄取的，较为安全的产品；在化妆过程中，应简洁大方，给人以清爽感，最好不要画眼线、眉毛，不涂口红。如果使用口红，在喝水前应先抹去，以防止有害物质和水一起进入备孕女性体内。

2. 不烫发染发，让头发自然黑亮

一些追求时尚的备孕女性平时喜欢烫发染发，但一旦准备要个宝宝，备孕女性就要注意孕前尽量不要烫发染发。

这是因为染发剂中含有一些重金属和化学物质，它们可以通过头皮吸收进入人体，对人体健康产生极大危害。这些有害物质很可能会长期停留在体内，这势必会对未来的胎儿产生不良影响。特别是烫发水，会经皮肤吸收之后进入到备孕女性的血液循环，危害卵子的质量，从而影响正常的怀孕。建议备孕女性在孕前 6 个月就不要再烫发染发了。如果已经烫发染发的备孕女性决定要怀孕，则要将怀孕时间推迟到 3 个月以后。

孕前尽量不要烫发染发。

一些女性在烫发染发后才发现自己已经怀孕了，为此感到十分紧张，甚至有的企图用去毒素护发素来消除烫发和染发所带来的毒素，这种做法很不科学。在此，建议孕妈妈立刻到医院去对胎儿作检查，看其是否健康。若胎儿一切正常，孕妈妈只需保持心情愉快，定期进行孕检，对胎儿的发育情况随时给予观察，一般来说是没有什么问题的。

3. 不美甲，十指洁净即是美

爱美之心，人皆有之。有的备孕女性喜欢涂指甲油，这虽然让备孕女性的纤纤玉指变得更加美丽，但却给未来的胎儿带来了极大危害。

多数指甲油中都含有对人体有一定毒副作用的物质，其中包括大量的化学溶剂，如邻苯二甲酸酯、乙酸乙酯、甲苯、酒精、甲醛等，其中甲苯和甲醛都是致癌物质；而邻苯二甲酸酯会影响到人体正常的激素平衡，会导致严重的生殖系统损害以及其他健康问题。

此外，指甲油中还含有一种酞酸酯的物质，易引起孕妇流产或产出畸形儿。若备孕女性怀上的是男宝宝，还可能会危害到男宝宝肾脏及生殖器官。

因此，无论是在孕前还是孕期，建议备孕女性为了宝宝的健康不要涂指甲油，甚至连美甲的各种小店都不要光顾。有些女性又有疑

指甲油大多含有毒素，因此备孕女性要停止美甲。

问了：指甲油不让涂，为何连美甲小店也不让去了呢？这是因为指甲油所散发的气味对人体有更大的危害。美甲小店里，一些女性在涂指甲油时，其中的化学物质会随之挥发，混杂在空气中，随着呼吸进入人体，对备孕女性、孕妈妈及腹中胎儿的健康造成极大损害。

4. 不喷香水，让体香清爽散发

大多数香水中含有 50 ~ 150 种成分，目前，香水的用料构成尚属于商业机密，各国执法部门并不要求厂家向消费者公布香水中的化学成分，而是将其笼统地称为香精。其实，很多香水中添加的化学香料（人工香味）都具有一定的毒性，这就给使用香水的备孕女性带来了一定的安全隐患。因此，建议备孕女性在孕前就要远离香水。

香水中含有酞酸二乙酯，会对成年男性精子的DNA造成损害。国外有关研究小组以 168 名成年男子为对象作了相关研究，结果表明，这些成年男性精子 DNA 的损伤和体内酞酸二乙酯的含量有密切联系。

香水、香皂以及其他一些芳香类制品中，通常都含有酞酸二乙酯这种物质。因此，为了生出高质量的精子，备孕男性应少用或不用香水、香皂等。

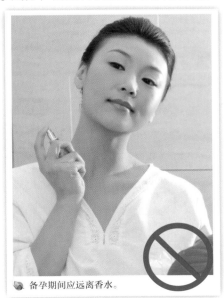

备孕期间应远离香水。

　　另外，备孕男性最好也不要用女性美容品，因为女性美容品中含有一定量的雌激素物质，雌激素通过皮肤进入男性体内，会对正常男性内分泌系统造成干扰，导致其体内的雌激素增加、雄激素降低，从而导致其性能力减弱，严重的话还会出现性功能障碍。因此，有使用女性美容品习惯的备孕男性在孕前一定要将这习惯改掉。

5. 不穿紧身、塑体衣物，舒适最重要

　　为了时尚与性感，一些男性喜欢穿紧身裤，一些女性则喜欢穿紧身衣、丁字裤。本来这并不是什么大事，但是，一旦下定决心要个宝宝，女性就要让丁字裤成为压箱底之物，男性就要将紧身裤"打入冷宫"了。之所以这么说，是因为紧身裤、紧身衣和丁字裤对于生育都极为不利。那么，三者对于生育究竟有什么危害呢？

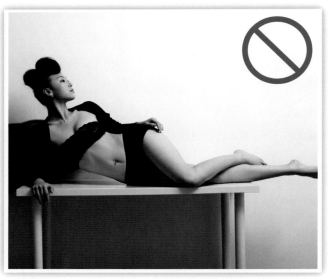

❤ 丁字裤

　　丁字裤又称Ｔ形裤，即在会阴等皮肤娇嫩处只有一条绳子的布带。丁字裤穿在身上很容易和皮肤发生摩擦，引起局部皮肤红肿、破损、溃疡乃至感染。另外，丁字裤的布料通常是人造布料，如合成纤维、不透气的尼龙等质地，如果周围环境空气比较潮湿的话，比较容易导致细菌滋生，使备孕女性患上一些妇科疾病，如过敏、霉菌感染等，这会为备孕女性成功受孕带来一系列的麻烦。

　　因此，建议备孕女性最好在孕前就将丁字裤放在柜子的角落里，直到小宝宝顺利诞生，再让它"重见天日"吧。

　　那么，备孕女性应该选择什么样的内裤呢？在挑选内裤的时候，备孕女性应注意以下几点：

■尽量选择宽松一些的内裤，以便透气排汗。

■在材质上，可以选择天然纯棉或是经软化处理过的亚麻内裤，这种内裤透气性好、吸汗，对皮肤没有什么刺激。

■在颜色方面，可以选择一些浅色的内裤，如肉色、米色等，因为深颜色的衣物都是经过染色处理的，对皮肤的刺激性很大。

💟 紧身衣

紧身衣可使女性体内血液循环不畅，尤其是在月经期，会使经血流出不畅，且在穿脱时还会使盆腹腔压力突变，易造成经血逆流，最终出现经期腰疼、腹痛症状，严重者还会导致不孕。因此，女性在备孕期衣着方面要宽松，以使乳房和腹部保持自然松弛状态为宜，这样有利于生理功能的协调。

💟 紧身裤

有些男性喜欢穿紧身裤，殊不知，这会对男性的生育能力造成不良后果。紧身裤会包裹着阴囊，使其处于密闭状态，造成空气流通不畅，细菌滋生，从而引发生殖道的炎症。同时，紧身裤

💟 备孕期间应穿宽松的衣裤，不要穿紧身衣。

也阻断了阴囊皮肤的散热降温，对于血液循环极为不利，对精索静脉回流极为不利，则不利于精子的产生。长期下去，容易造成备孕男性不育。

时尚的紧身裤对于女性而言，虽然不像对于男性的危害那么严重，但也存在隐患，如紧身裤包裹在臀部，使阴道分泌物无法透发，易使细菌滋生繁殖，引发阴道炎，这对于优生优育是极为不利的。

因此，为了未来的宝宝，备孕夫妻在孕前最好都选择宽松、纯棉、透气的裤子，千万不要为了一时的喜好，而失去拥有一个健康宝宝的幸福。

四、性生活，
健康有序更幸"孕"

古人说"食色性也"，性是人之大欲，性爱是人类繁衍的前提，是男女生活中不可缺少的内容，是维系一个家庭的必要条件。为了繁衍后代、生个优质宝宝，备孕夫妻孕前一定要懂得以下四个性生活的禁忌：

夫妻性生活，卫生很重要。

1. 注意性生活卫生

备孕男性外生殖器具有较多的褶皱，会有很多分泌物积聚到那里，为细菌繁殖创造了一个良好的环境。若不注意卫生，性交时容易将细菌带入妻子的尿道和阴道，从而引起感染，严重的话还会导致不孕。

建议备孕夫妻在每次性生活前后都要清洗一次，以保证彼此生殖器的清洁。在清洗的过程中，备孕夫妻应注意：

■切忌过于频繁地搓洗生殖器官。

■要用温水清洗，避免用热水或冷水清洗。这是因为热水会造成局部的刺激或损伤，而冷水清洗则会让人感到不适，且不易将局部分泌物清洗干净。

■平时最好用清水清洗，慎用清洗液。

2.调整性生活频率

备孕男性在孕前 3 个月就要注意调整性生活频率，因为毫无规律的性生活不仅会影响夫妻之间的生活质量，严重者还会导致不孕不育。

❤ 夫妻性生活频率过低

夫妻性交次数过少，精子和卵子相遇的机会也比较少，不易受孕。另外，夫妻性生活频率过低，会造成性交间隔期过长，精子在备孕男性体内停留的时间过长，会自然衰老、活力下降、死亡，从而导致异常的精子数量增加，精子质量降低同样不利于受孕。

❤ 夫妻性生活频率过高

有的备孕夫妻认为性交次数多则可以提高怀孕的概率，因而频频性交，但却怀孕无望。这是因为性交次数过多，会使备孕男性的精液量减少，精子密度降低，精子的活力和生存率都会下降，甚至射出的精子是发育尚未成熟的幼稚型精子，这些精子和卵子相遇的"后劲"会极大降低，从而不利于受孕。

一些会产生特异性免疫反应的备孕女性，如果过于频繁地和丈夫的精液相接触，则会激发备孕女性体内产生抗精子的抗体，阻碍精子与卵子的结合，从而导致备孕女性免疫性不孕。

只有有规律地性交，才能保证精子的数量和质量。

备孕夫妻一定要牢记：只有有规律地性交，才能保证精子的数量和质量，更有利于生出优质宝宝。

3.端正态度，避免过度手淫

一般来说，适度手淫对男性并没有太大的损害，还可以在一定程度上缓解性紧张。但是，过度手淫会造成备孕男性心理上的障碍，损耗体力，使得睾丸激素分泌及精液消耗过多，导致肾亏或阳痿，进而造成不孕不育的严重后果。因此，备孕男性要学会自我调适身心，学习和正确掌握性知识，尽量少手淫，以保证日常性生活的和谐和维持正常的生育能力。

不仅备孕男性要避免过度手淫，备孕女性更应避免，尤其应避免不洁手淫，这会引发备孕女性感染阴道炎、子宫内膜炎、宫颈炎以及输卵管炎等，从而对受孕造成影响。

4.远离"一夜情"，让身体更健康

"一夜情"的直接后果就是备孕男性更易染上性病。淋菌和淋菌性尿道炎等性病会造成前列腺炎、睾丸炎、附睾炎、输精管炎等，导致男性生精功能和精子质量发生变化，对成功受孕极为不利；或是使输出精子的通道阻塞，导致精子难以排出，从而引起男性不育。

建议备孕男性要远离"一夜情"，让身体更健康。

五、营造安全的室内环境

待的时间最久也最放松的甜蜜住家，可能隐藏着不利于孕育的杀手。如新装修的房子里空气的品质可能比户外还肮脏数倍——家具、建材等散发的毒气久久难以消去，则会损害备孕夫妻的身体健康。因此，在怀孕前，先把家居里的不安全因素统统消灭吧。

1. 不宜住新装修的房子

新装修的房子最好先晾半年再入住，这是因为一些室内装饰材料、新家具等散发出的有毒有害物质中包含甲醛、三氯乙烯、丙烯腈、苯、醚酯类等挥发性物质，会对备孕女性带来极大的危害，严重的话还会导致胎儿畸形。

2. 降低室内环境污染

备孕夫妻应该把降低室内环境污染放在第一位。那么，要怎样降低室内环境污染，让受孕成功呢？

新装修的房子最好先晾半年再入住。

谨慎选购家用化学用品。这类化学用品包括杀虫剂、空气清新剂、芳香剂、洗涤剂、清洁剂等。一些洗涤剂、清洁剂中含有荧光剂和漂白剂，侵入人体后易使人体免疫力下降。另外，清洁剂中的某些化学成分可通过皮肤黏膜进入备孕女性体内，易导致卵细胞病变和卵子死亡。

种植可吸收有害气体的植物。研究显示，石榴花可以降低空气中的含铅量，桂花可以吸收空气中的汞蒸气，因此，可以在室内多种植一些可以吸收有害气体的植物，让室内空气变得更好。

最好不要用地毯。很多夫妻为了让家看起来更加美观，会在地板上铺上一层地毯，殊不知，家中的地毯非常容易"藏污纳垢"。因此，备孕夫妻在备孕期间应避免使用地毯。

加速室内外空气流通。备孕女性平时应注意开窗通风，尤其是在房屋刚刚装修后，污染肯定十分严重，一定要开窗通风，将室内主要污染物排放到室外。

室内空气应保证清新、自然。

每天清洁房间。我国北方气候干燥，尤其是到了冬天，风沙较大，房间会有不少灰尘；而我国南方虽然气候湿润，但房间较为潮湿，易滋生真菌。这些对于备孕夫妻的身体健康都是极为不利的。因此，备孕夫妻最好养成每天清洁房间的习惯。此外，平时用的杯子要及时清洗，饭后的碗筷也不宜长时间堆放，换洗衣物更应及时处理。

周末来个大扫除。除了每天的日常打扫，备孕夫妻可在周末时给房间来一次大扫除，将床上用品以及家居用品作相应的更换。尤其是备孕夫妻贴身用的床单，更应及时更换和清洗。平时忽略的房间死角也要注意清扫，以保证家的全面整洁。

3. 这些花草，别在家中摆放

房间内摆放一些合适的花草可以让室内空气变得更加清新，但是，有些花草却会与人争夺氧气，有的甚至还会释放有毒气体。因此，一定要避免在家中摆放此类花草。那么，哪些花草不适合在家中摆放呢？

松柏类植物。松柏类植物如接骨木、郁丁香等，会分泌脂类物质，释放出浓郁的松脂味，对备孕夫妻的肠胃有较大刺激作用，时间长了会让人感到恶心、食欲下降。

耗氧性花草。耗氧性花草如丁香、夜来香等，在进行光合作用时，会大量消耗氧气，从而对人体产生危害。

本身含有毒性的花草。有些花草如郁金香、含羞草、秋水仙、夹竹桃等有微毒。备孕夫妻如果过多接触含羞草的话，则会导致眉毛稀疏、头发脱落；夹竹桃会分泌一种乳白色液体，备孕夫妻长期接触后便会出现昏昏欲睡、智力下降等症状。

容易引发过敏的花草。有些花草如紫荆花、洋绣球等，散发出的花粉会诱发哮喘症或导致备孕夫妻咳嗽加重，有些花草与备孕夫妻接触后则会让人皮肤过敏而引发瘙痒症。

4. 宠物，再重要也没宝宝重要

一些人喜欢在家中养宠物，殊不知，这会给备孕女性和未来宝宝的健康带来极大危害。

❤ 宠物对健康受孕的危害

宠物作为传染源可直接传播人畜共患的疾病，如狂犬病、炭疽、弓形虫感染等，其中，弓形虫对备孕女性的危害最大。

备孕女性感染了弓形虫，便会发高烧，出现肌肉酸痛或是淋巴结肿大等，严重者还会引发脑炎和失明。孕妈妈在孕早期感染弓形虫，会影响胎儿的发育，导致胚胎死亡，引发流产，即便胚胎可以存活，到了孕中期或孕晚期发生早产、死产、畸胎的概率也极高。另外，在分娩过程中，胎儿会因吞咽被弓形虫污染的羊水而引起新生儿感染，若不及时诊治，则会导致胎儿智力低下、斜视、癫痫、失明等。

🌏 为了胎儿的健康，孕前最好将宠物送走。

💗 这些宠物养不得

养猫、狗等宠物（尤其是猫）是人们感染弓形虫病的主要祸根，备孕女性一旦计划要个宝宝，就不要再养这些宠物了。

此外，备孕夫妻也不宜在室内养鸟，因为鸟粪带有一些病毒，当鸟粪中的这些有害物质散发到空气中，备孕夫妻长期吸入，便会诱发呼吸道黏膜充血、咳嗽、发烧等症状，严重者甚至会出现休克与肺炎。

💗 孕前去做弓形虫检验

如果在孕前一直饲养宠物的话，那么在准备怀孕前，女性应该去医院进行弓形虫病毒检查。特别是备孕女性此前有过不良孕产史、免疫功能低下，那么，抗弓形虫抗体检查就更是必不可少。

🐾 猫、狗等宠物是人们感染弓形虫病的主要祸根。

根据检验结果，备孕女性可以这样做：

■如果检验显示已经感染过弓形虫，并已产生了抗体，那么，就可以不用担心宠物问题了。

■如果检验显示从未感染过弓形虫，则表明体内还没有免疫力，那么就要在整个孕期注意不要饲养、接触宠物或食用生肉等。

■如果化验结果显示正在感染期间，那么，请暂时不要怀孕，应在治愈之后再怀孕。

💗 将宠物送去做血清学检测

有些备孕夫妻真的十分喜欢在家中养小宠物，怎么办呢？如果不想把宠物送走，最好在孕前把宠物送去做血清学检测。如果宠物体内没有弓形虫抗体，或者已经感染了弓形虫，备孕女性就应严格禁止与宠物亲密接触。

将宠物继续留在家中的女性，如果准备怀孕，在孕前和孕期应这样做：

■不要与宠物亲密接触，特别是在怀孕最初 3 个月应严格与宠物保持距离。在孕期以及宝宝出生后的半年内，应该把宠物限制在另一个房间活动。

■禁止宠物舔你的手、面部、饭碗、菜碟等。

■避免被宠物抓伤、咬伤，并注意勤洗手。

■不要让宠物上床和你一起睡。

■宠物要养在家里，喂熟食或成品猫粮，不让它们在外捕食，以免被外界感染。

■经常给宠物洗澡，并定期给宠物的碗、碟进行沸水消毒。

■不要接触宠物的粪便——弓形虫主要隐藏在宠物的粪便中，应该让丈夫或别人去清理宠物的粪便。

■备孕男性清理粪便时应戴上手套，并在清理完之后立即洗手。

■不要让宠物随地大小便。

5. 积极防辐射

现代人的生活离不开电器，每个家庭都有不少辐射源。从准备怀孕开始，备孕夫妻尤其是备孕女性，就要与各种辐射源"斗智斗勇"，以便把辐射对自己和胎儿的伤害降到最低。

❤ 电脑

电脑可以说是备孕女性最常接触的辐射源。有些备孕女性由于工作需要，必须每天长时间面对电脑，在此建议备孕女性在孕前就穿上防辐射服，并尽量减少和电脑的接触，最好每天用电脑的时间不要超过 4 小时。

那么，备孕女性要怎样选择防辐射服呢？下面就教给备孕女性一个小妙招，即利用手机来检测。用手机在电脑屏幕前打电话，手机发出的电磁波会干扰电脑显示器，造成杂音和杂波，这时，如果将防辐射服挡

备孕女性在孕前就应减少和电脑的接触，并穿上防辐射服。

在中间，杂音和杂波立即消失，则说明这件防辐射服不错，可以用来屏蔽周围的辐射。

复印机

复印机的电线圈、马达和线圈都是有辐射的。备孕女性在使用复印机时，身体距离复印机最好 30 厘米远，千万不要用身体贴着复印机操作。

手机

女性在孕前和孕期应将手机放在离自己 30 厘米之外，以减少手机辐射对人体的危害。

研究显示，男性经常携带和使用手机，会减少精子的数量，而且，那些得以"存活"的精子也会显现出不正常的运动，使受孕概率大大降低。尤其是有些男性喜欢把手机放在裤兜里，这对男性的危害更大。

正确使用手机的方式。

建议备孕男性在孕前最好不要把手机放在裤兜里，要让它远离身体，上班时可以将其放在公文包里，下班后则尽量将手机放在离自己较远的地方或者关机。

微波炉

微波炉是家用电器中辐射较大的电器，备孕女性应尽量避免使用微波炉。在微波炉运作的时候，备孕女性应离它至少 1 米远。

电吹风

电吹风也是高辐射的家用电器。电吹风功率越大，辐射也就越大。因此，备孕女性应尽量避免使用电吹风，选择让头发自然干。

六、远离外部环境污染

许多备孕夫妻非常注重室内环境的安全和舒适，但往往忽略了外部环境的影响。事实上，当今许多疾病是由外部环境污染所引起的。因此，备孕夫妻要注意远离这些污染。

1.远离化学污染

研究显示，女性对于甲醛、苯等化学物品的吸入反应十分敏感，长期吸入化学气味的女性，其月经异常的概率更高，严重的话还会导致流产。因此，备孕女性在备孕期间，一定要远离化学污染。

备孕女性除了要远离化学药剂、杀虫剂等外，还要避免在新装修的场所出入，尤其是需要长时间待着的环境，如工作场所等，以免一些有害的化学物质进入母体，对胎儿造成危害。

2.远离噪声环境

噪声对于备孕女性危害极大。若噪声长期刺激女性的下丘脑，会对女性的下丘脑—垂体—卵巢轴造成影响，进而影响到女性月经。噪声污染对于怀孕初期的孕妈妈而言，其危害更大，会导致胎儿智商低下、神经系统畸形，严重时还会造成流产、早产、死产等。建议女性最好远离噪声环境，以保证给胎儿提供一个健康的环境。

3.预防新车污染

备孕夫妻一定要预防新车污染。新车中的座椅、棚顶等处所用的胶水、塑料配件、纺织品等各类车内装饰材料，会散发出有毒气体，如甲醛、丙酮、苯等。这些有毒气体可能会致癌，有的则会对人体的内分泌系统、神经系统、免疫系统及生殖系统产生有害影响，使人产生疲倦无力、胸闷气短、精神恍惚和过敏等问题。受新车车内废气等多种因素的影响，一些男性可能会出现短暂性阳痿，建议备孕男性孕前避免使用新车。

对于刚买的新车，半年之内都应在行驶过程中保持车内通风，以防止吸入车内的有毒气体。

4. 备孕男性避免长期接触汽车尾气

汽车尾气中含有高浓度的一氧化碳、一氧化硫、一氧化氮和铅，而铅和一氧化氮最易破坏精子的质量。备孕男性如果每天暴露在汽车尾气环境中6小时，其体内的雄性激素水平不会发生太大改变，但其精子活力却会急速下降，从而影响受精功能。

5. 备孕男性不宜长期开车或骑自行车

备孕男性长久开车会使前列腺、会阴部的睾丸贴在坐垫上，长时间的挤压后，会导致睾丸和前列腺缺血、水肿、发炎，从而影响到精子的生成以及精液和前列腺液的正常分泌，严重的话还会导致不育。

一些男性出行时喜欢骑自行车，在骑车过程中，男性由于身体前倾，腰弯曲度增加，睾丸、前列腺会受到挤压，使前列腺和其他附件腺受到慢性劳损和充血，长期如此会出现发炎、缺血、水肿等症状，影响精子的生成以及精液的正常分泌。此外，备孕男性在骑车过程中由于颠簸和震动也会导致阴囊受损，对精子的酝酿极为不利。备孕男性如果真的需要骑自行车的话，应该控制骑车的时间，还可以在坐垫上放上海绵套。

PART 06

孕前运动健身：给胎儿
一个健康的"家"

Doing Healthy Exercises
Before Pregnancy

正所谓"身体是革命的本钱"，

这句话对于备孕夫妻来说其意义就更为重大了。

备孕男性孕前多多运动，可以改善精子的质量，

促成优秀基因的遗传。

备孕女性孕前多多运动，

有助于打造"钢铁般"的体格，帮助优育优生。

总之，备孕夫妻身体倍儿棒，

才能给胎儿一个健康的"家"。

现在，让你的身体动起来，

攒够"革命"的资本，

为新生命的到来谱下最优美的序曲吧！

一、久坐不动，受孕大忌

久坐已经成为现代人的生活常态。俗话说：久坐成疾。久坐不但是致病的因素之一，也是导致不孕的元凶之一。

1. 女性切莫"坐"失良机

大部分女性除了睡觉，多数时间都是坐着：在办公室坐着，吃饭时坐着，在车上时也是坐着。殊不知，女性长期久坐不动可能会导致不孕，这主要是因为长期久坐、缺乏正常的运动，会导致气血循环障碍，引发月经前以及月经期剧烈腹疼；久坐不动所引起的气滞血淤也会导致淋巴或血行性的栓塞，导致输卵管不通；久坐不动也有可能引发子宫内膜异位症，这些都可以导致女性不孕。

幸"孕"提示：建议非"坐"不可的备孕女性最好每坐 40 分钟之后就站起来休息 10 分钟，做一下伸展运动，或是下班之后多做一些运动，如游泳、散步、韵律舞等，可以有效降低因久坐给身体带来的伤害。

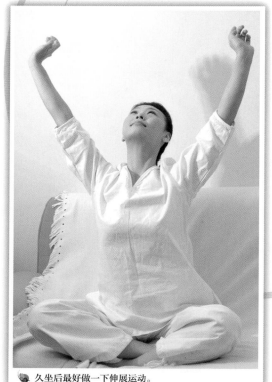

久坐后最好做一下伸展运动。

2. 男性久坐危害也大

男性久坐会诱发前列腺炎，这是因为男性坐着会使血液循环变慢，尤其是会阴部的血液循环会变慢，从而导致前列腺部和会阴慢性充血、淤血。长时间坐着，还会使局部代谢产物堆积，阻塞前列腺管，腺液排泄不畅，导致慢性前列腺炎的发生。

由于前列腺炎会影响备孕男性精液的数量及其成分，降低精子的活力，从而会影响备孕男性的生育能力。

幸"孕"提示：建议备孕男性在工作过程中坐着的时间最长不要超过 2 小时，最好每隔 50 分钟左右起来活动 8 ~ 10 分钟。

需坐着办公的备孕男性，最好每隔50分钟左右起来活动一下。

145

二、参加孕前锻炼，优身受孕

　　忙碌的工作使现代人经常忽略了自身的锻炼，也许有些人偶尔心血来潮会跑到健身房锻炼几次，但也很少有人能够长期坚持。但是，一旦决定要个宝宝，为了宝宝更加健康，备孕夫妻就一起锻炼身体吧。因为，孕前适当运动不仅可以使备孕夫妻精力充沛，还可以减轻压力、改善心情，更有利于生出优质宝宝。

1. 孕前锻炼，好处多多

　　若备孕夫妻体质不好，会对胎儿日后的发育成长带来不利影响。相反，备孕夫妻如果能在孕前多参加体育锻炼，无论是对自身健康还是对宝宝的发育成长都大有益处。孕前锻炼带来的好处有：

　　增强夫妻双方性欲。运动可以提高备孕夫妻的性欲以及对性的敏感度，从性生活中得到更多乐趣，为更好地受孕提供有利保证。

　　孕育最佳精子和卵子。备孕夫妻通过体育锻炼让身体保持最佳状态，才能够提供最佳精子和卵子，为孕育宝宝提供较好的遗传素质。

　　有益受孕和分娩。孕前适当的运动可

孕前多做锻炼，有利于优生优育。

以让备孕女性的全身及腰背部、盆底部肌肉均匀协调地发展，维持子宫的正常位置，对受孕和分娩都十分有利；运动还可以让备孕女性的心脏功能变得更强，使血液输送氧气和养分的能力得到提高，可以避免胎儿在子宫内缺氧，也可以有效防止分娩时发生意外情况。

2. 制订你的全身运动计划

在进行孕前锻炼前，备孕夫妻最好花点儿时间来为自己做个全身运动计划。

❤ 一套健康的运动计划构成要素

根据美国运动医学会研究，一套健康的运动程序包括以下三个方面：

有氧运动。有氧运动，是指人体在氧气充分供应的情况下进行的体育锻炼，即在运动过程中，人体吸入的氧气和人体的需求相符合，能够达到生理上的平衡状态。适合备孕夫妻的有氧运动项目有快走、慢跑、步行、游泳、骑自行车（备孕男性不适合做）、太极拳等。

相较于其他运动，有氧运动强度低、有节奏、持续时间长，比较适合备孕夫妻。但应该注意的一点是，有氧运动只有持续 30 分钟以上才会有效果，建议备孕夫妻每天进行 20 ~ 60 分钟的有氧运动。

🍃 在做有氧运动前后，最好做一些伸展运动。

另外，备孕夫妻在做有氧运动前应先热身，以免运动太剧烈以致出现抽筋等情况。建议备孕夫妻在做有氧运动前先做一些伸展运动，运动结束后也不要急着坐下休息，最好再重复做伸展运动，让身体逐渐放松，这样对身体健康更为有利。

肌肉锻炼。一周2～3天，做肌肉加强训练，如力量器材训练。建议备孕夫妻去健身房由健身教练指导训练。

柔韧性练习。一周2～3天柔韧性练习，比如瑜伽运动、日常的伸展等。

❤ 制订一周的运动计划

接下来，就一起来看看我们据此而制订的全身运动计划表吧，备孕夫妻可以按照这个表格来做，也可以根据自己的情况来制订适合自己的运动计划表。

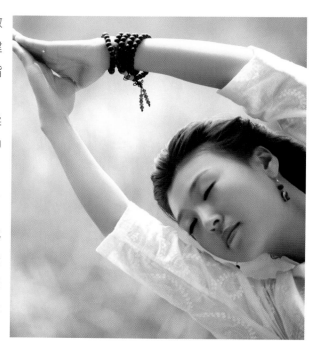

表6-1：全身运动计划表

时间	运动项目	运动时间
星期一	打球	20～60分钟
星期二	力量器材训练	根据健身教练的安排而定
星期三	游泳	20～60分钟
星期四	打球	20～60分钟
星期五	瑜伽或太极	根据健身教练的安排而定
星期六	爬山或骑车（骑车不适合备孕男性）	自行决定
星期日	散步	自行决定

看到要做这么多的运动，有些不爱运动的备孕女性心里打起了退堂鼓。在这里要提醒备孕女性的是，千万别放弃，自己的一点努力就会让宝宝健康幸福一生。

幸"孕"提示：建议那些不爱运动的备孕夫妻循序渐进地增加运动量，先从一些轻松的活动开始，如每天散步15分钟左右，或者在日常起居中适当地加入一些运动量，如坐一两个小时就站起来走走，下班回家时提前一站下车步行回家。

3.孕前运动，切忌"暴动"

有些备孕夫妻存在着这样的误解：以为身体越强壮，受孕之后，所生出的宝宝就越强壮，其实并非如此。

备孕夫妻在剧烈运动时，血液主要供应于四肢，这样胃肠血液供应就会不足，导致胃肠功能减弱，胃部对于水的吸收能力降低，水渗到细胞和细胞间质中，使胃的内容物增多，加上跑步时会上下跳动，易使胃部受到震动，从而引起胃部的不适和消化不良。

另外，过量运动，反而会降低备孕男性的精子浓度和活力，严重的话还会引起不育。

因此，在准备要宝宝前 3 ～ 6 个月，备孕夫妻最好避免经常进行足球、篮球、登山、长跑等剧烈活动，最好以静功为主，多练习太极拳、瑜伽等，当然这个也是因人而异。

🍵 备孕夫妻的锻炼最好选择静功，避免剧烈运动。

4.巧做运动，增强性功能

本书前面说过，备孕女性在性高潮时受孕有助于孕育出高智商的宝宝，可见完美的性爱是孕育优质宝宝的前提之一。而适当的运动，可以增强夫妻双方的性功能。

💙 增强男性性功能的三项运动

　　备孕男性在孕前常做俯卧撑、提肛运动、仰卧起坐这三项运动，可以增强下体周围肌肉张力、收缩功能，并使局部血液循环扩张，充血能力得到增强，让下体血液更加充盈，从而有助于增强男性性功能。

　　备孕男性平时可以利用空闲时间做提肛运动，也可以在每天下班回家后在床上做仰卧起坐和俯卧撑，每项至少做 20 次。

　　🔘 备孕男性常做仰卧起坐、俯卧撑、提肛运动，有助于增强性功能。

阴道紧实锻炼法，让性爱体验更完美

有些备孕女性认为自己的阴道比较松弛，难以给自己和丈夫带来最佳性爱体验。下面介绍几种阴道紧实锻炼法，备孕女性可以经常练习，让自己的性爱体验更加完美。

屏住小便。备孕女性在小便过程中，若能有意识地屏住小便几秒钟再排尿，然后再屏住小便几秒钟，稍后再继续排尿，如此反复锻炼，经过一段时间，阴道周围肌肉的张力就能得到很好的锻炼。

提肛运动。备孕女性在有便意时，屏住大便，做提肛运动，如此反复，能使盆腔肌肉得到很好的锻炼。

卧式锻炼。备孕女性靠床沿仰卧，臀部放在床沿，双腿拉直伸出悬空。双手把住床沿，双腿并拢，慢慢向上抬起，使其渐渐靠向上身，双膝伸直。当双腿举直在身体的上方时，用双手扶住双腿，使之靠向腹部，双膝保持伸直。之后，再慢慢将其放下，双腿恢复原来的姿势。如此反复六次，每天锻炼一次。长时间练习，便可让备孕女性的阴道变得更有弹性。

另外，备孕女性在走路时，有意识地绷紧大腿内侧及会阴部肌肉，然后再放松，这样重复练习几次也可使阴道的弹性得到恢复，对性生活更加有利。

备孕女性可以采用阴道紧实锻炼法，让性爱体验更完美。

三、孕前居家保健操，
助你早日坐上幸"孕"快车

　　没时间、没地点常常成为了备孕夫妻不进行锻炼的借口，其实，运动不是只有在健身房才可以做，家里也可以是不错的运动场所。孕前多做居家保健操，有助您早日坐上幸"孕"快车。

1. 眼部运动——让你的双眼炯炯有神

难度指数：★
最佳练习时间：上午10点、下午3点
建议练习次数：2次

运动介绍：
由于长时间对着手机和电脑，或者作息、饮食不调等各种原因，眼睛会变得干涩无神，出现眼袋、黑眼圈等，使原本炯炯有神的眼睛失去应有的光彩。备孕夫妻平时在家可以做一下眼部运动，可以有效缓解眼部疲劳，使眼睛变得炯炯有神哦。

❋ 请跟我一起练

Step 1：闭上眼睛做自然的呼吸。

Step 2：睁开眼睛，眼睛向上看。

Step 3：眼球转向左侧，向左看。

Step 4：眼球转向下，向下看。

Step 5：眼球转向右，向右看。

Step 6：眼睛向前看。然后闭上眼睛，稍后再从反方向让眼球重复一遍画圈运动。

Step 7：快速地将手掌心搓热，轻轻放置于双眼上，自然呼吸，感受掌心的温热能量从眼睛进入身体。

"孕"动注意事宜

做眼部运动时要注意频率不要太高，要是眼睛感觉有点疼痛就要停止啦，让眼睛好好休息一下。

2.腿部运动——有效缓解水肿

难度指数：★★
最佳练习时间：上午11点、下午5点、睡前
建议练习次数：2次

运动介绍：

长时间坐立或躺卧会导致腹部肥肉增多，压迫下肢静脉，妨碍下肢血液循环，引发水肿。抬腿运动采用仰卧姿势，将双脚抬高可以起到加速血液回流、减轻静脉内压的作用，不仅可以缓解水肿，还可以预防下肢静脉曲张的产生。

❀ 请跟我一起练

Step 1：闭上眼睛自然地呼吸。

Step 2：吸气，双脚并拢向上抬，使腿部与身体成直角。

Step 3：呼气，两脚并列缓缓放下，让双腿与地面成45度角，静候30秒钟，还原。

"孕"动注意事宜

在放下双脚的过程中一定要注意速度放慢。平常缺乏锻炼的备孕女性，建议可以一只腿一只腿地做动作，抬腿的幅度不要过高，适当上下调动就好。

3.腰腹部运动——提高消化功能

难度指数：★★★
最佳练习时间：上午9点、下午2点
建议练习次数：2次

运动介绍：
这个运动利用腰腹部的力量支撑身体，不仅强韧了腰肌和腹肌，更能按摩腹部器官，护养备孕夫妻的脾胃，提高消化功能。

请跟我一起练

Step 1： 俯卧，下巴点地，双手放在身体两侧，掌心向下，双腿伸直并拢。

Step 2： 双臂向外侧平移与身体成45度角，双腿也向外打开，与肩同宽。

Step 3： 吸气，双臂带动上半身尽量向后方拉伸，抬头，尽量让胸部离地，同时抬起下肢，让身体头部和脚部翘起。然后呼吸，放松，还原。

"孕"动注意事宜

身体支撑点在腹部，经期女性不宜做此动作。膀胱炎患者可减少坚持的时长，增加练习次数；也可以四肢离开地面后，身体前后微微摇摆，可以更好地按摩肠胃器官。

4.背部运动——保持脊柱弹性和健康

难度指数：★★
最佳练习时间：上午9点、下午2点
建议练习次数：2次

运动介绍：

背部运动围绕脊柱来进行扭转和伸展，在最大范围内活动了背部肌群和灵活脊柱，保持脊柱的弹性和健康。同时，这一运动还可以使备孕女性的内脏器官恢复活力，改善其功能，从而增强备孕女性的免疫力。

请跟我一起练

Step 1：站立，双脚开立与肩同宽，双手自然垂落于体侧，目视前方。

Step 2：吸气，双臂侧平举，掌心向下。

Step 3：呼气，屈左肘紧贴右髋骨外侧，掌心朝外，屈右肘手轻轻搭放在左肩上。

Step 4：放松，还原为初始姿势，再做另一边练习。

"孕"动注意事宜

上身扭转的过程中，要保持下肢的稳定，双腿要伸直。不要耸肩向前，以便更好地按摩拉伸脊椎。

5.盆骨运动——为顺利自然分娩打下基础

难度指数：★★
最佳练习时间：下午2点、睡前
建议练习次数：5次

运动介绍：

对于备孕女性来说，多做盆骨运动，可以使骨盆肌肉得到有效锻炼，从而减少生产过程中的肌肉紧张，让生产过程变得更加顺利。

❀ 请跟我一起练

Step：在床上坐好，盘好双脚，把背部挺直，正视前方，两手放在膝盖上；每呼吸一次，双手将膝盖向下压至床面，反复进行。

"孕"动注意事宜

在孕前经常做此动作可以松弛关节，伸展骨盆肌肉，为日后婴儿在分娩时顺利通过产道做好充足的准备。

6. 肩肘运动——放松肩关节

难度指数：★★
最佳练习时间：上午10点、下午2点
建议练习次数：2次

运动介绍：

肩肘运动可以放松肩关节，强韧背部上方肌肉，尤其是肩胛骨区域，消除肩胛骨的疼痛感，同时使双肩平衡，肩部线条更优美。

❀ **请跟我一起练**

Step 1：盘坐或站立，双手指尖搭在肩头。

Step 2：吸气，仰头，向上向后打开双肩。

Step 3：向后向下，肩胛骨尽量相触。

Step 4：呼气，含胸低头肘尖相对。

> **"孕"动注意事宜**
>
> 注意不要让手臂松垮无力。肘部带动用力慢慢地做动作，让肩关节一点一点地得到"润滑油"的滋润。

四、上班族的孕前保健操，
助你提高"孕动力"

写字楼的工作看似光鲜，其实隐藏着不少健康杀手：超负荷的工作、频繁的加班、缺乏锻炼，让准备怀孕的上班族夫妻疲劳虚弱、头晕目眩，年纪轻轻就常常感到精力不济。这对于优生优孕是极为不利的。不过，上班族的孕前保健操告诉你：只要一张椅子、一尺见方的空间，再用短短几分钟动一动，就可以让你健健康康受孕。

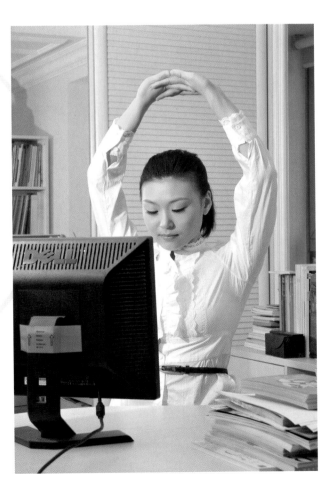

1. 护脑保健操——让你头脑更灵活

难度指数：★★★
最佳练习时间：上午11点、下午3点
建议练习次数：2次

运动介绍：

很多上班族都有这样的经历：在工作中突然感觉思路混乱，头昏脑涨，工作效率非常低。这时，可以通过做下面的这组护脑保健操，让自己的头脑也运动一下。护脑保健操可以缓解长时间伏案工作带来的颈椎压迫性头晕或头疼，为脑部提供新鲜氧气。

✿ 请跟我一起练

Step 1：坐于椅子的二分之一处，双腿并拢，小腿与地面垂直，腰背挺直。

Step 2：双手十指交叉握拳，放于下巴上。吸气，手臂向两侧打开，手背贴面颊。

Step 3：呼气，收回手臂，推动头部后仰，直到肘关节相触，上臂平行地面（根据颈部的承受能力进行相当活动）。

Step 4：吸气，慢慢回到直立姿势。呼气，手掌微用力按压头部向下，下巴贴锁骨，吸气，回正。

Step 5：将右臂向上伸直，屈肘，绕过头顶，右手贴在左耳。呼气，手臂按压头部，右耳向右肩靠近。

Step 6：吸气，回正，换左手做另一侧的动作。

Step 7：吸气，回正，还原坐姿。

"孕"动注意事宜

练习过程中要保持自然呼吸，不要屏气，每个动作保持2~3次呼吸时长，做到自己的极限就可以了，不要过度劳累。

161

2. 眼部保健操——保护视力

难度指数：★★
最佳练习时间：上午10点、下午3点
建议练习次数：2次

运动介绍：

上班族长期在鸽笼似的格子间里工作，每天8小时盯着电脑，不可避免地会使眼睛经常处于疲劳状态，觉得视线模糊、视力下降、眼睛干涩发痒等。眼部保健操可以保护上班族的视力，缓解眼睛干涩、痒、红血丝等眼疾。

✿ 请跟我一起练

Step 1：坐于椅子的二分之一处，双腿并拢，小腿与地面垂直，腰背挺直。

Step 2：闭上双眼，先用拇指和食指轻捏眼角，放松眼睛。

Step 3：双手掌心合十，快速搓热手掌，将手掌轻放在眼睛上。

Step 4：眼球按左上、右下的顺序慢慢环绕25次，然后反方向环绕。

Step 5：环绕后，手掌轻轻按压眼睛5次左右。五指慢慢分开。

Step 6：眼睛慢慢适应光后，再次睁开眼睛，还原双手。

"导"动注意事宜

眼睛闭合时，不要过于用力，缓慢环绕与按压。

3. 颈椎保健操——有效缓解颈部疲劳

难度指数：★★★
最佳练习时间：上午10点、下午3点
建议练习次数：2次

运动介绍：

如今，一些上班族因长期低头伏案工作而导致颈部肌肉韧带的劳损，从而进一步引发颈椎的生理曲度发生改变，小关节出现增生和蜕变，最终导致颈椎病。颈椎保健操可以灵活颈椎，帮助上班族缓解颈部疲劳，预防颈椎病。

✖ 请跟我一起练

Step1：坐于椅子的二分之一处，双腿并拢，小腿与地面垂直，腰背挺直。

Step 2：闭上眼睛，边呼气，边慢慢低头，下巴接近胸锁骨，注意此时背部不要弯曲。

Step 3：吸气，慢慢抬头；边呼气，边向后仰头，舒展拉伸颈部前侧的肌肉，后脑勺靠近脊柱。

Step 4：吸气，头部回到正中，目视正前方。

Step 5：边呼气，头部边向右肩靠近，右耳贴近右肩。

163

Step 6：吸气，头部回到正中；接着边呼气，头部边向左肩靠近，左耳靠近左肩。

Step 7：吸气，头部回到正中。

Step 8：呼气，头部向右侧扭转，下巴保持与右肩的平行；同时双手合十，推向左侧。

Step 9：吸气，头部回到正中。呼气，头部向左侧扭转，下巴保持与左肩的平行；同时双掌合十，推向右侧。

"孕"动注意事宜

练习过程中，上班族的腰背应尽量挺直。

4. 肩部保健操——缓解肩部疲劳

难度指数：★★
最佳练习时间：上午10点、下午4点
建议练习次数：2次

运动介绍：
现在办公族长期伏案工作，肩部的肌肉韧带经常处于紧张状态，不能得到有效的缓解，以致有些女性年纪轻轻就得了肩周炎。这套肩部保健操可以帮助上班族灵活肩部，缓解肩周炎。

❁ 请跟我一起练

Step 1：坐于椅子的二分之一处，双腿并拢，小腿与地面垂直，腰背挺直。

Step 2：双手屈肘，搭放双肩，上臂平行地面。

Step 3：吸气，双肩向两侧扩张，肩胛骨尽量相触。

Step 4：呼气，双肩收回并向前合拢，肘关节相触。

Step 5：吸气，回正，上臂平行地面。

"孕"动注意事宜

腰背始终保持直立，动作做到最大幅度，肩膀要放松，保持呼吸。

5. 背部保健操——帮你轻松摆脱背痛

难度指数：★★
最佳练习时间：上午11点、下午5点
建议练习次数：2次

运动介绍：

上班族长期坐在办公室里，由于坐姿不当而影响背部脊椎骨的结构，造成椎间盘退化。椎间盘退化后，背上的另外两个小关节也会开始退化，这可能导致椎体滑落，压迫神经根，导致背痛以及引起其他并发症发生，如脚或手部麻痹、无力。常做背部保健操可以帮助上班族伸展颈背肌肉，使脊柱更加柔韧，防止背痛。

❀ 请跟我一起练

"孕"动注意事宜

腰背保持挺直，肩膀放松，手在背后伸至最大极限处。

Step 1：坐于椅子的二分之一处，双手自然垂放于体侧，挺直腰背，眼睛直视前方。

Step 2：右手从背后绕到左方，抓于椅背处。

Step 3：接着左手搭在右肩上；吸气时将腰背挺直，边呼气边将头、颈、肩膀向右后方转，眼睛看向右后方，肩膀放松。

Step 4：吸气，慢慢将身体回正；呼气，慢慢将双手自然垂放于身体两侧。接下来换左手，做反方向动作。

6. 腹部保健操——按摩腹部器官

难度指数：★★
最佳练习时间：上午10点、下午3点
建议练习次数：2次

运动介绍：
上班族工作压力大，生活节奏快，饮食和生活习惯变得毫无规律，这给肠胃带来过重的负担，因此极易患上肠胃疾病。腹部保健操可以有效按摩腹部器官，促进消化与排泄。

❀ 请跟我一起练

"孕"动注意事宜

压腿时注意保持身体的平衡。

Step 1：坐于椅子的二分之一处，双手自然垂放于体侧，双腿并拢，小腿与地面保持垂直。

Step 2：双手抓于椅子两侧，上体微向后倾斜，但不要靠于椅背上，同时吸气，双腿并拢向上抬起。

Step 3：弯曲膝盖，尽量将大腿向上抬起，靠近身体，小腿与地面保持平行。

Step 4：呼气，将双腿缓慢向右侧下压，身体保持不动。

Step 5：吸气回正，再次呼气，向左侧下压；吸气回正，还原坐姿，放松。

167

7.腿部保健操——充分活动下肢

难度指数：★★
最佳练习时间：上午11点、下午5点
建议练习次数：2次
呼吸方式：腹式呼吸

运动介绍：
腿部保健操可以充分活动上班族的下肢，改善腰背以下到足后跟供血不足的症状。

✿ 请跟我一起练

Step 1：坐于椅子的二分之一处，目视前方，腰背挺直，双臂自然垂放在体侧，双腿并拢。

Step 2：脚掌贴地，双腿向前移动；腰腹随着挺直，双肩靠在椅背，身体成一直线。

Step 3：吸气，屈起左膝，双手十指交叉抱住膝盖，肩膀下沉；双眼凝视前方或地面，可以帮助身体保持平衡。

Step 4：深长呼吸，屈肘，收腹，把膝盖拉向胸部；同时低头，鼻尖贴近膝盖。可重复练习3~5次。放下左腿，换另一侧练习。

"孕"动注意事宜

如果无法使大腿压紧躯干，则不要勉强，让它尽量靠近即可。

五、女性孕前身心调理——瑜伽，
愿好"孕"早来临

　　瑜伽的至理名言是："智慧的瑰宝可帮助我们每一个人，并可让我们在每一时刻都活得精彩。"古老而神秘的瑜伽，带给许多人新的生活方式。孕前加强瑜伽的锻炼，能增强身体的免疫力，防止孕期被病菌感染，更可以锻炼到全身的肌肉。瑜伽还能够锻炼盆底肌，矫正子宫及卵巢的位置，调理内分泌，治疗痛经和月经不调，帮助我们顺利地受孕。备孕女性，请准备好瑜伽垫，现在就开始练习吧！

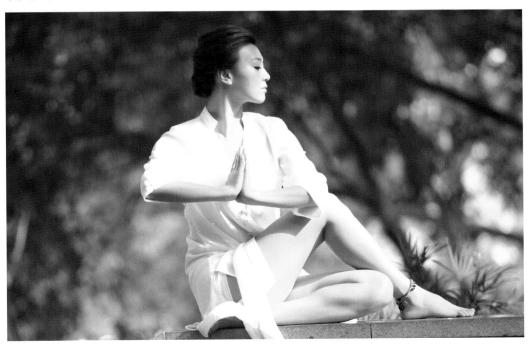

1. 腹式呼吸——趋避紧张情绪

难度指数：★
最佳练习时间：上午8点、下午2点
建议练习次数：2次
呼吸方式：腹式呼吸

运动介绍：

呼吸是每个人与生俱来就会的养生法宝，轻浅的呼吸运动不仅影响备孕女性的身体，还会影响孕女性美丽的容颜。腹式呼吸可以促进全身的气血循环，气血循环充足则精神爽，精神爽自然就能趋避紧张的情绪。另一方面，腹式呼吸能通过科学的调息，帮助强化神经系统，摒除杂念，从而使人身心平衡，祛除紧张与不安状态。

请跟我一起练

Step 1：半莲花坐姿，双手轻轻放在腹部两侧，吸气时将空气直接吸入腹部，可以感觉到腹部抬得越来越高。

Step 2：呼气，腹部内朝着脊椎方向收，把所有的废气从肺部呼出来，这样做时，横膈膜会自然而然地升起。

"孕"动注意事宜

刚接触瑜伽的备孕女性用仰卧姿势更容易体会到腹部的收缩和扩张。练习时要注意尽量拉长呼吸的周期，并且保证呼气、吸气的比例是1：1，中间不能调息。

2. 单腿手抱膝式——赶走经前焦虑和痛经

难度指数：★
最佳练习时间：上午10点、下午5点
建议练习次数：2次
呼吸方式：腹式呼吸

运动介绍：

经期来临，身体内部常常会气滞血积，下腹总是胀胀的，就仿佛有股"气"在作祟，给备孕女性带来无法言说的痛苦。要消除疼痛，就要驱散这股"气"。这个体式简易平和，能促进深层的呼吸，非常好地排出体内浊气；同时，大腿靠近胸腹部的姿势，对腹部有按摩作用，能消除腹部胀气，舒缓子宫，缓解下腹痉挛，让疼痛远离我们的身体。

✿ **请跟我一起练**

"孕"动注意事宜

每个动作都要配合着呼吸，呼气和吸气都要缓慢、深沉、彻底。痛经严重的备孕女性，可以选择仰卧在床上做这个体式。

Step 1：基本站姿，双腿双脚并拢，双手自然垂于体侧，腰背挺直。

Step 2：吸气，中心向左脚移动，屈右膝，双手抱住右小腿，大腿尽量靠近胸腹部。呼气还原，换另一条腿练习。

3. 半莲花单腿背部伸展式——理肝气

难度指数：★
最佳练习时间：早上7点、上午10点、
下午2点
建议练习次数：2次
呼吸方式：腹式呼吸

运动介绍：

在练习半莲花单腿背部伸展式时，腹部器官得到了按摩，既能促进血液循环，又能增强肝经、理肝气。

❀ **请跟我一起练**

Step 1：长坐，双腿并拢伸直，双手自然垂放于身体两侧。

Step 2：屈左腿，左脚背放在左大腿腹股沟处，左脚尽量接近腹部。

Step 3：左手臂从前向后缠绕整个背部抓住左脚，右手抓住右脚。

Step 4：吸气，身体尽量坐直。呼气时，身体尽量转向右后方，自然呼吸。还原后，重复另一侧。

"孕"动注意事宜

如果手脚不能相触，可将手放在身体后面支撑身体。注意力集中在背部。

4. 虎式——强化生殖器官

难度指数：★ ★ ★
最佳练习时间：上午8点、下午2点、晚上7点
建议练习次数：2次
呼吸方式：腹式呼吸

运动介绍：

这个体式效仿老虎，除了能让臀部更圆润、让身体更强壮和结实外，还可以强化生殖器官，防止子宫脱垂以及减少髋部的脂肪。这一体式可以最大限度地按摩腹部器官，增强消化系统功能，加速毒素的排出，锻炼腰腹部肌肉群。经常练习，你会发现全身的肌肉线条变得更加紧实、流畅。

✿ **请跟我一起练**

Step 1：身体呈四脚板凳状跪立，双手和双膝着地，脚背贴地。双臂、双大腿分开一肩宽，且与地面垂直。

Step 2：吸气，抬头。塌腰、提臀的同时右腿向后蹬出，尽量抬高右腿，身体重心上提。

Step 3：呼气，低头，收缩腹部，用右膝盖去触碰鼻尖。保持3次自然呼吸。

Step 4：身体还原至初始姿势，换另一侧继续练习。

"孕"动注意事宜

在练习时要均匀地呼吸，双臂和大腿都要保持垂直地面。如果想要加强身体的柔韧，还可以用膝盖去碰你的鼻尖。

5.简易桥式——提升备孕女性的性能量

难度指数：★★★
最佳练习时间：上午8点、下午2点、晚上7点
建议练习次数：2次
呼吸方式：腹式呼吸

运动介绍：

简易桥式能促进全身的血液循环，使松果体、脑下垂体、甲状腺和肾上腺沐浴在充分的血液中，同时有助于刺激这些腺体分泌激素，并通过血液将激素带到全身，从而提升备孕女性的性能量。此体式还能滋润肌肤，令肌肤年轻、光洁。

❀ **请跟我一起练**

Step 1：坐在垫子上，双手放于臀后打开与肩同宽，屈双膝把双脚脚后跟放到臀部两侧，吸气，收紧臀肌向上抬起臀部，离开地面。

Step 2：继续向上抬起躯干，使脚跟抬离地面，以脚尖触地。收腹，臀部夹紧，收紧肛门肌。尽量使大腿与胸、腹部在一条直线上。

"孕"动注意事宜

在练习第二个步骤时要注意踮起脚尖，尽量使上身和大腿保持在同一平面上。

6.骆驼式——增强女性生殖系统的功能

难度指数：★★★
最佳练习时间：上午8点、下午5点
建议练习次数：2次
呼吸方式：腹式呼吸

运动介绍：
骆驼式通过深长的呼吸、脊柱的拉伸等来调理内脏，将血液运送到全身，具有强健腹肌、调理内脏、增强女性生殖系统的功能。这个体式还能矫正驼背，柔软肩关节，将血液带到面部，滋润活化肌肤，令肌肤嫩透莹润等。

 请跟我一起练

Step 1：跪立，双膝双脚分开与肩同宽，腰背挺直，手臂自然下垂于体侧。

Step 2：双手叉腰，呼气时慢慢向前退髋。

"孕"动注意事宜

患有高血压或腰背部问题的备孕女性不建议练习此体式。备孕女性在练习时为了保护腰背，可用手护住腰部，再让身体慢慢下压。

Step 3：放松呼吸，不要憋气，继续向前顶髋，挺胸头部放松后仰，尽量让大腿与地面保持垂直，双手去抓双脚后跟。

Step 4：吸气，向上抬起左手手臂垂直地面，呼气，下压放松至与地面平行。这一步骤的动作，要量力而行，不要勉强。

175

7. 放气式——刺激生殖器官

难度指数：★★
最佳练习时间：上午8点、下午2点、晚上7点
建议练习次数：2次
呼吸方式：腹式呼吸

运动介绍：

放气式可以踩住双手十指，通过拉伸腿部肌肉，刺激大腿根部的生殖器官，增强性功能。同时，此体式还能使血液流向头部，补充大脑，并能通过拉伸腿部肌肉，塑造优美腿部线条。

❋ 请跟我一起练

Step 1：蹲下，吸气，双脚、双膝分开约一肩半宽。双肘微微向外翻转，双手手指分别放在双脚脚底。

Step 2：头部向下低垂，呼气，同时双腿伸直，上半身自然前屈。自然呼吸，保持数秒钟，身体还原初始姿势。

"孕"动注意事宜

在蹲姿起身时，应尽量伸直双腿，若有困难和疼痛感，可略微屈膝。

8. 全蝙蝠式——控制和规律月经流量

难度指数：★★★
最佳练习时间：上午8点、下午2点、
晚上7点
建议练习次数：2次
呼吸方式：腹式呼吸

运动介绍：

全蝙蝠式可活络经脉，拉伸筋骨，让人血行顺畅，从而控制和规律月经流量，刺激子宫，对备孕女性大有益处哦。另外，该体式还能改善背部血液循环，增强双肩灵活性，缓解肩膀酸痛等疲劳症状。

✿ 请跟我一起练

Step 1：取坐姿，双腿向前并拢，脚尖向上，上身挺直，手掌放于身体两侧，放松肩膀。

Step 2：坐在地上，双腿大大分开呈"一"字形，双手轻轻放在大腿前侧的地面上。

Step 3：吸气，双手握住双脚大脚趾。呼气，上身前倾，尽量使胸、腹部贴近地面。抬头，目视前方。保持数秒钟，身体还原。

"孕"动注意事宜

如果备孕女性在练习的时候无法使双腿分开呈"一"字形，就只要尽力而为，做到自己极限即可，同时要注意把脚跟尽量蹬直哦，否则会令膝盖内侧疼痛。

9. 蛇击式——提高肺活量

难度指数：★★★
最佳练习时间：上午10点、下午5点
建议练习次数：2次
呼吸方式：腹式呼吸

运动介绍：

这个体式可以扩展胸部及肺部，美化胸形，提高肺活量，使人看起来更加精神、漂亮；还能强健整个脊椎及其周围肌肉、韧带，促进背部血液循环，缓解背痛和轻微的脊椎损伤。

 请跟我一起练

Step 1： 跪坐，腰背挺直，双手合十向上伸直。

Step 2： 双膝并拢跪地，上身向前、向下贴紧大腿，下巴离地面约两寸，双臂伸直并于前方着地。

Step 3： 吸气，臀部抬高，上身向前移动，双臂弯曲，胸部及下巴着地。

Step 4： 呼气，伸直双臂，抬起上半身，使背部呈凹拱形。抬头，眼睛看向前方。保持这个姿势10~20秒钟，然后还原至初始姿势。

"孕"动注意事宜

做这个连续动作时，想象自己是一条正要挺身出击的蛇。做最后一个动作时，髋部及腹部要抬离地面，不能塌下来，双臂不可以弯曲，头不要向后仰。患有严重腰椎病、腰间盘突出及颈椎病者，需在医生指导下练习。

10. 弓式——保健脊柱

难度指数：★★★
最佳练习时间：上午9点、下午3点
建议练习次数：2次
呼吸方式：腹式呼吸

运动介绍：

在这个体式中，手臂就像是弓弦，向上拉起头部、躯干和腿部，整个身体就像是一张拉开的弓。弓式可以使脊椎向后得到充分的伸展，对保健脊柱有很好的效果。

✿ **请跟我一起练**

Step 1：俯卧，下巴点地，双臂放于身体两侧，掌心贴地。

Step 2：弯曲双膝，将小腿尽量收近臀部，双手向后抓住双脚脚踝。

Step 3：吸气，双臂带动腿部向上抬离地面，使身体呈弓状，顺畅自然地呼吸，保持数秒钟。

Step 4：呼气，先让上半身缓缓着地，使下巴点地、脚后跟触臀，继而放开双手，双腿还原至初始位置。

"孕" 动注意事宜

当身体向上抬到极限时，将臀部收紧，均匀地呼吸，此时，整个身体只有小腹部着地，保持2~3次呼吸时长，做3~5次练习。腰部力量缺乏锻炼的女性，可以用手部带动向上伸展，肩胛骨尽量相触。弓式对身体的柔韧性和平衡能力要求很高，需要慢慢练习，切勿急进。此外，背部和脊椎受过伤的人不宜练习，患有甲状腺肿大和肠胃疾病的人不宜练习。

11.蹲式——有效收紧会阴部肌肉

难度指数：★★★
最佳练习时间：上午8点、下午2点、晚上7点
建议练习次数：2次
呼吸方式：腹式呼吸

运动介绍：
蹲式完成后的动作是双脚分开呈外八字形，脚尖踮地，双手于小腹正下方十指相扣。这样的练习能有效收紧会阴部肌肉，而且能充分拉伸和锻炼大腿内侧的肌肉，有效消除大腿根部脂肪，使腿部更健美、大腿线条更纤细。这一体式还有助于提升臀部线条，美化臀形；加强腰背肌肉，增强平衡能力；强健生殖系统，延缓衰老。

✿ 请跟我一起练

Step 1： 站立，双腿伸直并拢，双臂自然垂于体侧。

Step 2： 吸气，双脚分开呈外八字形，脚跟相对。双手于小腹正下方十指相扣。

Step 3： 呼气，保持腰背挺直不动，脚跟相触，屈膝，身体逐渐向下沉。

Step 4：吸气，身体慢慢上移，双脚分开与肩同宽，脚尖踮起。

Step 5：呼气，身体再次下沉，脚尖踮地，保持2～3次呼吸。

Step 6：吸气，起身，身体还原至初始姿势。

"孕"动注意事宜

身体下蹲时保持脊柱的挺直，使身体不要前倾，重心完全放于双腿上，保持2～3次呼吸时长。在练习时视个人情况可以保持双脚掌始终着地，减小动作强度。

12.箭式——清理情绪

难度指数：★★★
最佳练习时间：上午8点、下午2点、晚上7点
建议练习次数：2次
呼吸方式：腹式呼吸

运动介绍：

在练习箭式时，双手分别抓住绷直抬起的双腿，这样能够促进血液循环，消除身体上和情绪上的各种不适。同时，这一体式还可以强化腰背，增强腹部力量；增强双臂力量，美化双臂曲线；拉伸腿部肌肉，加强双腿韧性。

✿ **请跟我一起练**

Step 1：束角式坐姿，双手抓住双脚大脚趾，也可以抓住脚背将双脚抬离地面。

Step 2：吸气，伸展左腿及左臂，左手带动左腿向外侧打开伸直，也可保持膝盖弯曲，腰背挺直略后仰，保持3次自然呼吸。

Step 3：再慢慢蹬直右腿伸展右臂，收尾骨，放松没有用力的部位，保持骨盆中立，保持3次呼吸，然后放下双腿，放松。

"孕"动注意事宜

在练习的过程中，始终保持腰背挺直，注意保持重心的平稳。

六、男性孕前身心调理——瑜伽，
助你身心健康交好"孕"

　　瑜伽是一种身心合一的运动，男女都适宜。如果被瑜伽动作表面的柔性所迷惑而拒绝练习，对很多男性而言无疑是一种损失。瑜伽不仅可以减压，增强身体机能，让身体更柔韧，同时还给人一种来自内心的力量。

1. 摩天式——驱除忧郁心情

难度指数：★★★
最佳练习时间：上午10点、下午5点
建议练习次数：2次
呼吸方式：腹式呼吸

运动介绍：

摩天式可以消除由神经紧张引起的疲劳感，驱除忧郁心情，令备孕男性变得心胸开朗、心态积极；另外它还有助于促进血液循环，防治便秘。

❀ **请跟我一起练**

Step 1：直立站好，双腿并拢，挺直腰身，双臂在身体两侧自然下垂，目视前方，自然呼吸。

Step 2：吸气，双脚分开略比肩宽；双手十指交叉，高举过头顶，反转掌心向上。

Step 3：踮起脚尖，使整个身体向上伸展，头向后仰，眼睛看向双手；屏气，保持此姿势5～10秒钟。

Step 4：呼气，脚跟落地，上身弯腰，与双腿成90度角，躯体保持平直；双脚不动，以腰为轴，上身左右转动，自然呼吸；旋转3～5次，还原直立站姿。

> **"孕"动注意事宜**
>
> 举手向上，踮起脚尖时，要尽量提升身体，充分感受脊椎的延伸感，同时注意保持平衡；做弯腰转动的动作时，上身应平行于地面；手掌始终反转。

2. 坐山式——增强双肩的灵活性

难度指数：★★★
最佳练习时间：上午10点、下午5点
建议练习次数：2次
呼吸方式：腹式呼吸

运动介绍：
坐山式可以舒缓肩颈的僵硬感，使呼吸畅通，振奋精神；还可缓解肩部的风湿疼痛，增强双肩的灵活性，并让胸部得到完全扩展，美化胸部曲线。

✿ **请跟我一起练**

Step1：以简易坐姿坐好，双手放在膝盖上，挺直腰背，目视前方，自然呼吸。

Step 2：抬起双手，屈肘，十指在胸前交叉；放松身体，但脊背保持笔直，双肩平稳不动。

Step 3：吸气，双臂向上伸展，高举过头顶，并反转掌心向上；双臂绷紧，尽量用力向上伸展，但臀部不离开地面。

Step 4：呼气，低头，下巴尽量靠近胸锁骨；腹部收缩，双臂仍向上挺，脊背保持挺直状态。

Step 5：吸气，头部往后仰，眼望双手；呼气时再次低头。像这样配合呼吸反复练习数次。

"孕"动注意事宜

练习过程中保持脊背挺直，不要含胸，把注意力放在双肩和胸部上；两臂尽量向高处伸展，保持深长而平稳的呼吸；用半莲花坐姿来练习效果更好。

3. 天鹅式——放松全身肌肉

难度指数：★★★
最佳练习时间：上午10点、下午3点
建议练习次数：2次
呼吸方式：腹式呼吸

运动介绍：

天鹅式可以柔韧腿部、腰部、肩背部、颈部，使全身肌肉放松柔软，富有弹性，同时置换内心负面意识，植入积极向上的意念。

❀ 请跟我一起练

Step 1：坐好，双腿伸直，脚尖并拢；目视前方，腰背挺直，两手放在身体两侧，自然呼吸。

Step 2：腿屈膝，小腿往回收，脚跟紧贴在左大腿处；左腿向后向左摆，膝盖微屈；右手撑地，左手扶在左腿腘窝处。

Step 3：吸气，向右扭转身体，头部和胸部后仰到极限；双臂向后摆，整个身体像一只展翅翱翔的天鹅；保持姿势数次呼吸时长，呼气时还原坐姿。做反方向动作，反复练习。

"孕"动注意事宜

做头部和胸部后仰动作时，上身向前倾，双肩打开，双臂尽量向后伸展。除了动作要做到位，还要有意识地想象自己是一只昂首展翅的天鹅，以驱除脑海中的负面情绪。

4. 飞鸟式——增强呼吸系统的功能

难度指数：★★
最佳练习时间：上午10点、下午5点
建议练习次数：2次
呼吸方式：腹式呼吸

运动介绍：
飞鸟式可以充分释放精神压力，缓解工作疲劳，让人感到精神饱满；可以减轻腰背的僵硬感，扩展胸部，增强呼吸系统的功能。

❀ **请跟我一起练**

Step 1：俯卧，下巴点地，目视前方；双臂放在体侧，掌心向下；双脚略微张开，自然呼吸，放松。

Step 2：吸气，腰腹部用力，双手向两侧打开，与双腿同时向上提；头部、胸部与双腿离地，腹部支撑身体，做飞翔的姿势；保持几次呼吸，呼气，还原，反复练习。

"孕"动注意事宜

身体向上提时，头部尽量放松，膝盖要挺直，臀部收紧，注意力集中在胸部、手臂和腰部的伸展上。

5. 上犬式——改善脚部微循环

难度指数：★★
最佳练习时间：上午10点、下午5点
建议练习次数：2次
呼吸方式：腹式呼吸

运动介绍：

这个体式收紧从脚部到肩膀的肌肉和关节，刺激脚部的毛细血管和淋巴进行排毒；同时还可以刺激脚部神经末梢，改善脚部微循环，使存留于脚底的代谢产物排出。

✤ 请跟我一起练

Step 1： 俯卧，下巴点地，目视前方；双臂放在体侧，掌心向下；双脚略微张开，自然呼吸，放松。

Step 2： 吸气，腰腹部用力，双手向两侧打开，与双腿同时向上提；头部、胸部与双腿离地，腹部支撑身体，做飞翔的姿势；保持几次呼吸，呼气，还原，反复练习。

"孕"动注意事宜

做这个动作时，稳固双肩，肩胛骨内收；感觉身体略微有些向上推，胸部向上挺；夹紧臀部，注意不要把膝盖放在地面上，身体的重量应该只放在脚趾和手掌上。

6. 战士三式——激发男性身体活力

难度指数：★★★
最佳练习时间：上午10点、下午2点
建议练习次数：2次
呼吸方式：腹式呼吸

运动介绍：

免疫力低下者不仅容易患感冒，在流感来临时，更是最先被击败的对象哦。这个体式可以收缩腹部与其他内脏器官，祛除体内寒气，建议免疫力低下、容易患感冒的备孕男性多多练习此动作。同时，这一体式还可以激发备孕男性的身体活力，调理情绪、振奋精神，避免因心理因素对免疫系统造成的伤害。

❀ 请跟我一起练

Step 1：站立，两脚分开约两肩宽；腰背挺直，挺胸收腹，眼睛平视前方；双手垂放于体侧，全身放松，自然呼吸。

Step 2：双臂侧平举，掌心向下；右脚外旋，脚尖指向右手指方向。

Step 3：右腿膝盖弯曲，右大腿平行于地面，与小腿成90度角；吸气。

Step 4：呼气，上身向右旋转，双手前伸合十；右腿直立，上身前倾，抬起左腿；这时双手至左腿成一直线平行于地面，调匀呼吸；吸气时还原站姿。反复练习。

"孕"动注意事宜

这个练习是对身体平衡能力要求极高的动作，所以刚刚开始练习或者平衡感不太好的初学者应循序渐进地练习。

7. 站立开启式——促进消化能力

难度指数：★★
最佳练习时间：上午10点、下午5点
建议练习次数：2次
呼吸方式：腹式呼吸

运动介绍：
站立开启式可以提升人的平衡感，增强自信心，增强腿部力量，还可以柔韧膝关节，按摩腹部器官，促进消化能力。

❀ **请跟我一起练**

Step 1：直立，双脚并拢，双臂垂放于体侧；挺直腰背，自然呼吸。

Step 2：吸气，右腿屈膝抬起，大腿与地面平行，脚尖绷紧；同时双臂侧平举。

Step 3：呼气，双手抱住右小腿向内压，大腿靠近腹部；吸气，还原Step2姿势；呼气，还原站姿。换脚反复练习。

"孕"动注意事宜

做这个动作时，抬高腿的脚尖始终绷紧向下；注意保持身体的平衡，眼睛要平视前方，这样有助于稳住身体的重心；均匀呼吸，不急不躁。

8.侧角伸展式——增加胃肠蠕动

难度指数：★★
最佳练习时间：上午10点、下午5点
建议练习次数：2次
呼吸方式：腹式呼吸

运动介绍：
侧角伸展式是一个经典的瑜伽动作，可令人精神振奋，还能消除腰部和臀部的脂肪，纠正腿形的缺陷，缓解坐骨神经痛以及关节疼痛，增加胃肠蠕动以促进消化。

✿ **请跟我一起练**

Step 1：站立，吸气，双脚分开约两个肩宽，双臂侧平举，手掌向下；腰背挺直，整个身体呈"大"字。

Step 2：右脚向外旋；右腿屈膝，右大腿平行于地面，与小腿垂直；左腿伸直。

Step 3：呼气，上身向右侧弯曲，右手放在右脚外侧；左臂向上伸展，眼睛看向左手；保持3~5次深呼吸时长，吸气时还原站姿。换方向做，反复练习。

"孕"动注意事宜

做这个动作时，将注意力集中在身体的后部，尤其是脊椎，感觉身体每一个部分甚至脊骨和每一条肋骨都获得完全伸展。

191

9.奔马式——消除负面情绪

难度指数：★★
最佳练习时间：上午10点、下午5点
建议练习次数：2次
呼吸方式：腹式呼吸

运动介绍：

奔马式可以带给人一种豪迈向上的气概，消除负面情绪；还可强壮腿部肌肉，放松膝关节，对膝关节风湿患者大为有益。

❀ 请跟我一起练

Step 1：站立，双脚分开约两个肩宽；腰背挺直，挺胸收腹，眼睛平视前方；双臂垂放于体侧，全身放松，吸气。

Step 2：呼气，双脚向右旋转90度；右腿屈膝，小腿垂直于地面，大腿与小腿成90度角，上身转向右方；左脚脚尖蹬地，身体保持挺直。

Step 3：吸气，头部和胸部向后仰，脊背向上伸展；同时双手用力向下伸展，肩膀打开；姿势保持数次呼吸时长，呼气时还原Step1站姿。做反方向动作，反复练习。

> **"孕"动注意事宜**
>
> 做这个练习时腰部和臀部下沉，双腿用力绷紧，手臂也用力下压，脊背向上延展，头胸后仰到极限，想象自己是一匹一往无前、欢快奔跑的骏马。

七、双人瑜伽：浓情化不开，
好"孕"自然来

　　怎样让锻炼的激情化成长久的坚持？怎样让偶尔孤单的心情变得轻松愉快？双人瑜伽能让备孕夫妻通过肢体的亲密接触增加了解，提高默契；它能最大限度地调动彼此的身体能量，相互扶持，舒展身体。

　　双人瑜伽，需两个人互相配合参与完成动作。练习当中通过协调彼此的呼吸和动作，借助对方的力量完成自己练瑜伽时难以完成的高难度动作，既增加了练瑜伽的乐趣，也增进了两人的感情，特别适合备孕夫妻共同练习。

1. 洞穿秋水式——让双方感情升温

难度指数：★
最佳练习时间：上午10点、
下午5点、睡前
建议练习次数：2次
呼吸方式：腹式呼吸

运动介绍：

在温馨的家居时光里，听着音乐，准备怀孕的夫妻一起练练瑜伽吧。洞穿秋水式需要夫妻双方辅助配合，不仅能增强男方膝部力量，按摩挤压女方脊椎，促进背部血液循环，还能让双方感情升温呢。

✿ **请跟我一起练**

Step 1： 女方仰卧，弯曲双膝，双腿双脚分开与肩同宽；依次抬高臀部、腰部、背部，双手支撑后腰。男方半莲花盘坐，右腿下，左脚掌置放右腿根部上侧，腿部置于女方身下。

Step 2： 男方一手扶于女方后腰处，一手扶于女方双膝膝窝处，帮助女方支撑身体抬离床铺更高。呼气，依次放松还原坐姿。

"孕"动注意事宜

体位还原时，女方由背部、腰部、臀部依次还原，使整个脊椎一节一节放松。

2. 彩虹架桥式——增强身体免疫力

难度指数：★
最佳练习时间：上午10点、
下午5点、睡前
建议练习次数：3次
呼吸方式：腹式呼吸

运动介绍：

彩虹架桥式可以让女方身体弯成拱桥形，更能锻炼身体的柔韧性，还可以按摩心脏区域，促进身体血液循环，辅助打开身体的七大腺体，增强身体免疫力。这一体式还可以辅助柔和双方情绪，使心情更加安定祥和。

✤ 请跟我一起练

Step 1：男方全莲花坐姿，女方仰卧于男方前侧。女方弯曲双肘，双手放在头部两侧，指尖指向身体的方向，弯曲双膝，双腿分开与肩同宽；吸气，收紧腰腹臀部肌肉，使身体呈桥状。男方双手帮助女方腰部抬离地面更高。

Step 2：男方辅助后，女方试着慢慢让男方松开双手，继续坚持两次呼吸时长。男方双手掌心向上，指尖指根互相接触，双手大拇指相触呈结定手印。

"孕"动注意事宜

在洞穿秋水式的基础上，彩虹架桥式的难度有所增加。练习时，如果女方练习吃力，男方保持双手扶于女方后腰处即可。

3. 比翼双飞式——增强身体平衡协调性

难度指数：★★
最佳练习时间：上午10点、
下午5点、睡前
建议练习次数：3次
呼吸方式：腹式呼吸

运动介绍：

在家里，夫妻俩不妨做个平衡的游戏，想象如鸟儿一般比翼齐飞。这一体式可以锻炼腿部力量，美化腿部线条，促进两人互相扶助，增强身体平衡协调性，同时，还能增加生活情趣，让双方彼此更能心意相通、心有灵犀。在练习过程中，男方要保护好女方哦。

❀ **请跟我一起练**

Step1: 两人前后一脚距离，左右同样一脚距离，基本站姿站立。双方同时重心转移到左脚掌，吸气，双手手臂侧平举，掌心向下，扶于对方手部；呼气，上身向前向下倾斜，吸气，右腿向后向上抬离地面。

Step2: 重心找稳后，再次呼气，两人同时身体下压，使躯干以及右腿与左腿保持垂直。吸气，回正身体；呼气，放松还原站姿，准备反方向练习。

🌀 **"孕"动注意事宜**

夫妻双方要注意重心的掌握，不要把力量完全施加在对方手部，手臂起到拉动作用，一起拉伸脊椎，使身体更具平衡性。

4. 静止童式——美化体形

难度指数：★★
最佳练习时间：上午10点、
下午5点、睡前
建议练习次数：2次
呼吸方式：腹式呼吸

运动介绍：

静止童式只需要单腿站立，两人协作彼此支撑，可以提高身体协调性，锻炼小脑平衡，伸展腹部以及腿部前侧，美化身形。在练习的过程中，还有助于增进夫妻双方的感情，培养默契程度。

✿ 请跟我一起练

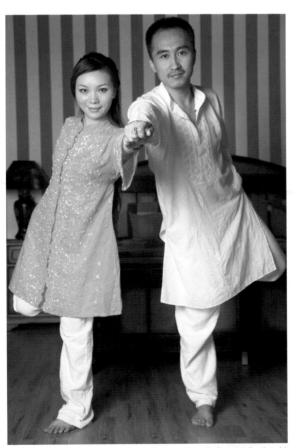

"孕"动注意事宜

膝关节不要过于向外打开，以免影响身体平衡，防止给膝关节施加过大压力。

Step： 取基本站姿，两人平行站立分开一肩宽。男方重心转移至右脚脚掌，弯曲左膝，脚部抬离地面；吸气，右手手臂向前向上伸展45度角，左手抓脚踝。女方反方向练习；呼气，两人前侧手部互相紧握，同时拉动向前倾斜上身，后侧手臂拉动脚踝向上；双眼目视紧握的双手。

5. 平衡开脚式——提升性功能

难度指数：★★
最佳练习时间：上午10点、
下午5点、睡前
建议练习次数：3次
呼吸方式：腹式呼吸

运动介绍：
平衡开脚式可以促进胯部内侧的练习以及双腿韧带的伸展，同时，使腿部肌肉群得到伸展性的拉伸，美化腿形。同时，这个体式还有助于提升备孕夫妻的性功能哦。

✿ **请跟我一起练**

Step： 女前男后，双腿双脚分开至极限坐立。吸气，腰背挺直向上。呼气，女方双手扶于左膝，逐渐伸展至脚尖，使腹部尽量贴向大腿；男方反方向练习。

"孕"动注意事宜

双方互相调整两腿之间的距离，做到各自的极限即可。

6. 许愿树式——建立双方亲密的联系

难度指数：★★
最佳练习时间：上午10点、下午5点、睡前
建议练习次数：3次
呼吸方式：腹式呼吸

运动介绍：
这个优雅的体式是由男方树式、女方鸟王式组合而成。这种稳定的姿势不仅能锻炼各自的平衡能力，还能在感情上建立起亲密的联系，给予女方充分的安全感。同时，这一体式还可以纤细手臂，燃烧腰腹部多余脂肪，使女方身形更加优美，男方更加健硕。

❀ **请跟我一起练**

Step:两人女前男后站立，女方身体重心转移到左脚掌，弯曲双膝，双腿环绕，右脚背搭放在左脚踝后方，双腿下蹲使大腿与地面平行；男方身体重心转移到右脚脚掌，弯曲左膝，左脚掌置放右大腿根内侧；吸气，女方左臂下右臂上，双臂环绕，手肘弯曲向上，掌心相对；男方双手头顶上方合十，拇指交扣，双臂夹紧、双耳伸直向上拉动脊椎；呼气，放松还原站姿，做反方向练习。

"孕"动注意事宜

女方手肘不要挤压胸部，手臂尽量向上拉伸；男方初期练习此动作，也可以将脚搭放在另一条腿的膝部内侧。

7. 遥望远方式——拉近彼此距离

难度指数：★★
最佳练习时间：睡前
建议练习次数：2次
呼吸方式：腹式呼吸

运动介绍：

夫妻感情中，很多时候需要换位思考，看似坚强的丈夫有时候也会疲惫，需要妻子的贴心协助。这一体式女方在后，可以将弯曲的双膝抵在男方后背，让男方感受到女方有力的支持，拉近夫妻双方的距离，增强彼此之间的信任。同时，练习这个动作，男方可以灵活胯关节，按摩腹部器官，上下弹动双膝可以促进腿部血液循环；女方则有助于按摩脊椎以及腰部，美化背部曲线。

❀ 请跟我一起练

Step： 男前女后，两人间距离一臂宽。男方盘坐，双膝弯曲，双脚掌相对，脚后跟尽量内收；女方双腿双脚并拢弯曲，臀部尽量下沉，使大腿逐渐试着与地面平行，双手合十胸前；男方双手十指交扣抓脚掌，吸气，两人向上拉伸脊椎，腰背挺直；呼气，男方下压双膝两侧打开，女方双臂带动上体向左右侧扭转，每侧坚持3次呼吸时长。

🌸 "孕"动注意事宜

女方在后可以将弯曲的双膝抵在男方后背，使男方的腰背部看起来更加挺拔。